AF629241

Die eigenmächtige Heilbehandlung

Von Professor Dr. Arthur Kaufmann, Saarbrücken*)

I.

Über die juristische Problematik der ärztlichen Heilbehandlung ist im Laufe der vergangenen Jahrzehnte unendlich viel gesagt und geschrieben worden. Man sollte daher meinen, daß, obzwar die einzelnen Streitfragen nicht entschieden werden konnten, doch die wissenschaftlichen Argumente für und wider die verschiedenen Auffassungen inzwischen zur Genüge erörtert worden seien. Wenn dennoch die Diskussion immer noch anhält, ja gerade in jüngster Zeit wieder aufs lebhafteste entbrannt ist und teilweise mit leidenschaftlicher Polemik geführt wird — wobei die Frage der eigenmächtigen Heilbehandlung und im Zusammenhang damit das Problem der ärztlichen Aufklärungspflicht im Vordergrund stehen —, so läßt das vermuten, daß es hier eben nicht nur um einen kühlen wissenschaftlichen Meinungsstreit geht, sondern daß dabei noch andere Dinge, elementarere, zur Debatte stehen.

Den äußeren Anlaß für den gegenwärtigen Streit bilden freilich einige — wie man behauptet: ärztefeindliche — Urteile des Bundesgerichtshofs zur Aufklärungspflicht des Arztes, wobei als die wichtigsten zu nennen sind: in Zivilsachen die beiden Elektroschockurteile[1]) und das Strahlenurteil[2]), in Strafsachen das sogenannte Myomurteil[3]) sowie das Urteil im Falle einer tödlich verlaufenen Blinddarmoperation[4]). Dabei ist gewiß nicht zu leugnen, daß der Bundesgerichtshof die Pflicht des Arztes, den Patienten über Wesen, Bedeutung und Tragweite des geplanten Eingriffs zu informieren, sehr ernst nimmt und daher Ausnahmen nur in verhältnis-

*) Der Abhandlung liegt das Referat zugrunde, das der Verfasser am 26. Mai 1961 auf der Strafrechtslehrertagung in Mainz gehalten hat. Im Text selbst wurden nur geringfügige Änderungen und Hinzufügungen vorgenommen. Dagegen erschien es in Anbetracht der außerordentlich lebhaften Diskussion in der Frage der eigenmächtigen Heilbehandlung angezeigt, mit Literatur- und Rechtsprechungshinweisen nicht zu sparen.

[1]) BGH, NJW 1956, 1106 und BGHZ 29, 46.

[2]) BGHZ 29, 176.

[3]) BGHSt. 11, 111.

[4]) BGHSt. 12, 379.

mäßig engen Grenzen gestattet. Aber genau so hatte — abgesehen von einer vereinzelt gebliebenen, die Aufklärungspflicht leicht nehmenden Entscheidung aus dem Jahre 1912[5]) — früher auch schon das Reichsgericht in dieser Frage entschieden[6]), ohne daß man deswegen die Grundfesten des Arzttums erschüttert sah. Die auffallend starke und oft äußerst heftige Reaktion weiter Kreise der Ärzteschaft gegen die Rechtsprechung des Bundesgerichtshofs[7]) muß daher tiefergreifende Ursachen haben, als es bei erstem Zusehen den Anschein hat. Eine erneute Stellungnahme zu dieser komplexen Problematik kann daher nur sinnvoll sein, wenn dabei versucht wird, die Wurzeln der Zwietracht zwischen den Ärzten und den Gerichten aufzudecken — wobei das freilich etwas grob formuliert ist, denn es gibt selbstredend auch Ärzte, die die Urteile des Bundesgerichtshofs zur Aufklärungspflicht billigen, und andererseits gibt es Juristen, die sie ablehnen. Ein solcher Versuch, zu den Grundlagen vorzustoßen, macht allerdings das Wagnis erforderlich, auch in heiklen Fragen Farbe zu bekennen und damit wohl manchen Widerspruch herauszufordern. Ich möchte aber betonen, daß mir polemische Absichten fernliegen. Es geht mir nur darum, im Interesse der Sache die tiefe Kluft aufzuzeigen, die uns wie in so vielen Schicksalsfragen des Lebens so auch in der hier zur Diskussion stehenden Problematik trennt. Um es sogleich deutlich zu sagen: Unser Verständnis vom Beruf des Arztes wie auch vom Beruf des Richters befindet sich gegenwärtig in einer ernsten Krise. Solange diese Krise nicht überwunden ist, wird es schwerlich in der Frage der ärztlichen Aufklärungspflicht und damit der eigenmächtigen Heilbehandlung zu einem Friedensschluß kommen.

Im folgenden sollen zunächst die Probleme herausgestellt und behandelt werden, um die heute in erster Linie der Streit geht. Erst

---

[5]) RGZ 78, 432.

[6]) Vgl. etwa RGZ 163, 129; 168, 206; RGSt. 66, 181.

[7]) Siehe vor allem Göppinger, Die Aufklärung und Einwilligung bei der ärztlichen, besonders der psychiatrischen Behandlung; in: Fortschritte der Neurologie, Psychiatrie und ihrer Grenzgebiete, 1956, 53ff. Sodann: Adam, Die Medizinische 1959, 1185ff.; Ehrhardt, Zeitschr. f. d. ges. Arztrecht, 1952, 142ff.; Neidhardt, NJW 1956, 1097ff.; Perret, Münchener Mediz. Wochenschr. 1959, 1744f.; Roemer, JZ 1960, 137ff.; Scheicher, Münchener Mediz. Wochenschr. 1959, 1737ff. Weiter: v. Baeyer, Perret, Ruffin, Stauder, Ziehen, in: Medizinische Klinik 1955; Niedermayer, in: Der Krankenhausarzt 1956, 8ff. Aufschlußreich auch das medizinisch-juristische Streitgespräch zwischen Bauer, Engisch, Hopf, Schwalm und Wachsmuth, in: Der Krankenhausarzt 1960, 139ff. Nicht mehr rechtzeitig zugänglich war mir die Schrift von Roemer: Die ärztliche Aufklärungspflicht vom Standpunkt und aus der Erfahrung des Arztes, 1961.

im Anschluß daran sollen dann die übrigen Fragen der eigenmächtigen Heilbehandlung im Zusammenhang dargestellt werden, wobei freilich in Anbetracht der Vielseitigkeit des Themas eine Vollständigkeit nicht erstrebt werden kann. Dieses Vorgehen mag zwar etwas unsystematisch sein, hat aber, wie mir scheint, den Vorteil, die Gewichte besser zu verteilen. Fragen wir also jetzt zuerst danach, welches die Ursachen der erheblichen Meinungsverschiedenheiten sind, die gegenwärtig die so notwendige Zusammenarbeit zwischen den Ärzten und den Gerichten erschwert.

II.

Mancher Zündstoff rührt natürlich, darin hat Schwalm schon recht[8]), einfach daher, daß man sich gegenseitig mißversteht, daß man übertreibt und daß man die Sachverhalte verbiegt. Wenn dabei vorwiegend die Polemik der Ärzteschaft übers Ziel hinausschießt, so findet das seine naheliegende Erklärung darin, daß die Ärzte sich eben in der Defensive befinden. Man sollte diese Dinge darum auch nicht dramatisieren. Die Behauptung eines Kritikers, die Rechtsprechung zwinge den Arzt, u. U. auch Dinge zu sagen, die dem Patienten »mit absoluter Sicherheit schweren körperlichen und seelischen Schaden zufügen«[9]), wird durch die entgegenstehenden Tatsachen von selbst korrigiert. Und wenn ein anderer Kritiker resignierend meint, angesichts der Verständnislosigkeit der Gerichte für die Lage der Ärzte bliebe diesen gar nichts anderes übrig, als »die Widerrechtlichkeit ihres Tuns in Kauf zu nehmen und auf eine rechtlich ausreichende Aufklärung ihrer Krebskranken zu verzichten«[10]), so gibt das doch wohl ein recht schiefes Bild von den wahren Bestrebungen der Gerichte, denen es wie überall so auch hier darum geht, die Böcke von den Schafen zu scheiden, und deren Tätigkeit daher wenigstens grundsätzlich auch von den Ärzten als segensreich empfunden werden muß[11]). Wie das Eherecht eigentlich nur für die nichtfunktionierenden Ehen praktisch wird, so soll und muß auch das Arztrecht verstanden werden als ein Feuerlöschgerät für die Fälle, wo es wirklich brennt. Allerdings gibt es zu denken, daß vielfach auch korrekte und qualifizierte Ärzte an der Rechtsprechung zur ärztlichen Aufklärungspflicht Anstoß nehmen. Woran liegt das?

---

[8]) Schwalm, MDR 1960, 723.

[9]) Scheicher, a. a. O. S. 1743.

[10]) Roemer, JZ 1960, 138.

[11]) Vgl. Engisch, Irrtümer und Fehler des Chirurgen; in: Langenbecks Arch. u. Dtsch. Z. f. Chir., Bd. 273 (1953), S. 428.

Man sagt, das Denken der Juristen sei ein formales, abstraktes, an Gesetzmäßigkeiten orientiertes Denken. Der Arzt dagegen habe es mit konkreten Menschen zu tun, die er gesund machen solle und bei denen kein Fall wie der andere liege. Daher könne der Jurist dem Arzt im Grunde überhaupt nicht gerecht werden. Göppinger meint, damit müsse man sich abfinden; es habe keinen Sinn, hier gegenseitig Vorwürfe zu erheben: »Über die Wertigkeit der Gesetzmäßigkeit einerseits und der Gesundheit andererseits zu streiten, ist müßig. Es sind zwei verschiedene Ebenen.«[12]) Das ist eine schwerwiegende Aussage, und wir müssen uns daher fragen, ob und wieweit sie berechtigt ist.

Seit geraumer Zeit befinden sich die Philosophie und die Wissenschaften in einer Bewegung der Loslösung vom Formalismus insbesondere der neukantianischen Epoche und der Hinwendung zum Materialen und Inhaltlichen. Diese Entwicklung, von der auch die Jurisprudenz sehr stark ergriffen worden ist, ist im Grundsatz durchaus zu begrüßen. Aber allzugerne geschieht es heutzutage, daß man mit dem Formalismus auch die Form und das Formale in Acht und Bann tut. Davor ist zu warnen. Bei Aristoteles und Thomas von Aquin — und es ist in unserer hektischen und wirren Zeit immer gut, sich zunächst einmal an die Klassiker zu halten — ist die Form das substantielle Prinzip des arteigenen Seins, sie ist die grundlegend wirkliche entscheidende Qualität, welche ein Ding zu dem macht, was es ist, Form ist das Gestaltende, Prägende, Ordnende, Grenzengebende. Ohne Form würde alles ins Amorphe zerfließen. Das gilt auch und gerade für das Denken. Ein geordnetes Denken und damit vor allem ein wissenschaftliches Denken, das nicht ein formales und also auch ein mehr oder weniger abstrahierendes Denken wäre, gibt es nicht. Daher ist auch eine wissenschaftliche Rechtsprechung ohne ein gewisses Maß an Formalisierung und Abstrahierung ganz und gar unmöglich, da anders die Fülle des Konkreten niemals geordnet werden könnte. Selbstverständlich bedeutet jede Abstraktion die Gleichsetzung von irgendwie Ungleichem und damit eine Simplifikation[13]). Schon Nietzsche hat gesagt, daß der, der denkt, die Dinge immer einfacher sieht als sie sind.

Aber ist das nicht bei der ärztlichen Tätigkeit im Grunde genau so? Es ist eine Binsenweisheit, daß der Arzt es mit konkreten Menschen zu tun hat und daß kein Kranker dem anderen gleicht (so wie es ja schließlich auch der Richter mit lauter verschiedenen konkreten Sachverhalten zu tun hat). Aber wenn der Arzt den Patienten ausschließlich in seiner besonderen und unvergleichlichen Individualität be-

[12]) Göppinger, a. a. O. S. 79.

[13]) Vgl. Hans Schröder, Festschr. f. Emge, 1960, S. 72ff.

trachten würde, könnte er an ihm immer nur herumprobieren, ihn aber niemals unter wissenschaftlichen Gesichtspunkten behandeln. Der Arzt kann seine wissenschaftlichen Kunstregeln gar nicht anwenden, wenn er nicht die ihm vorliegenden konkreten Erscheinungen unter formalen Gesichtspunkten ordnet, wenn er sie nicht in Gesetzmäßigkeitszusammenhänge bringt, wenn er nicht von der Einmaligkeit des Falles abstrahiert und ihn mit anderen wesenhaft ähnlichen Fällen vergleicht und schließlich gleichsetzt. Jede Diagnose ist eine Formalisierung und Abstraktion. Und nicht anders verfährt der Arzt, wenn er, was schließlich jeder redliche Arzt tun muß, prüft, ob eine geplante Maßnahme rechtlich erlaubt ist oder nicht. Auch hier muß er tun, was Göppinger allein als des Richters Aufgabe erachtet: er muß »seine Entscheidungen vom Gesichtspunkt der Gesetzmäßigkeit aus treffen«[14]). Der Richter ist nur derjenige, der im Zweifelsfalle autoritativ feststellt, ob die vom Arzt getroffene Entscheidung richtig war. Aber das Denken des Arztes und das Denken des Richters bewegen sich hier grundsätzlich auf der gleichen Ebene.

Damit wird ein anderer oft erhobener Einwand ins rechte Licht gerückt, der Einwand nämlich, daß allein der Arzt, nicht aber der Richter, über die Zulässigkeit einer ärztlichen Maßnahme entscheiden könne und daß insbesondere nur er berufen sei, zu bestimmen, ob und in welchem Umfang ein Patient über sein Leiden und über die in Aussicht genommene Behandlung aufzuklären sei[15]). Man muß sich einmal klarmachen, was dieser Einwand bedeutet. Er enthält die Forderung, die ärztliche Tätigkeit weitgehend der gerichtlichen Kontrolle zu entziehen mit der zwangsläufigen Folge, daß der Patient dem gewissenlosen Arzt, der ja doch gewiß keine Erfindung der Juristen ist, schutz- und wehrlos ausgeliefert wird[16]). Der Bundesgerichtshof ist darum vollkommen im Recht, wenn er diesen Bestrebungen mancher Ärzte, die die alleinige Entscheidung für sich in Anspruch nehmen und die richterliche Nachprüfung ablehnen, entschieden entgegengetreten ist[17]). Die Rechtsprechung kann hier gar nicht nachgeben, ohne sich selbst aufzugeben. Denn warum sollte es nur den Ärzten und nicht auch anderen Berufskreisen gestattet sein, ohne gerichtliche Verantwortung über die Rechtmäßigkeit ihres Tuns selbst zu entscheiden? Wieso sollte es bei ihnen anders liegen als bei den Lehrern, den Architekten, den Ingenieuren, den Eisenbahnern,

---

[14]) Göppinger, a. a. O. S. 79.

[15]) So etwa Scheicher, a. a. O. S. 1738; Neidhardt, a. a. O. S. 1098 (dort weitere Nachweise).

[16]) Vgl. Ohm, VersR 1959, 4.

[17]) Siehe BGHZ 29, 46 (57).

den Apothekern? Schließlich ist der Richter auf diesen Gebieten genau so wenig Spezialist wie auf dem ärztlichen. Man könnte fragen, in welchen Angelegenheiten ein Richter dann überhaupt noch richten darf, denn Fachmann ist er ja eigentlich nirgendwo.

Indessen wollen wir die Dinge auch hier nicht überspitzen. Der Einwand der Ärzte enthält etwas Richtiges. Die Feststellung der konkreten Umstände, auf deren Grundlage die Entscheidung über die Erlaubtheit oder Unerlaubtheit einer ärztlichen Maßnahme getroffen werden muß, ist in der Tat weitgehend nur einem Arzt möglich, denn hierfür bedarf es medizinischer Kenntnisse. Daher muß der Richter, wenn es auf solche Umstände im Prozeß ankommt, in aller Regel medizinische Sachverständige zu Rate ziehen. So ist es z. B. eine spezifisch ärztliche und keine juristische Frage, ob sich der zu behandelnde Patient in einer Verfassung befindet, die eine Aufklärung über seine Krankheit ohne ernste und nachhaltige Gefahren für ihn ermöglicht[18]). Wenn es dagegen darum zu tun ist, festzustellen, ob das Recht unter den vorliegenden Umständen einen Eingriff gestattet oder ein Unterlassen der Aufklärung erlaubt, so ist das eine juristische Frage, die der gerichtlichen Kontrolle in vollem Umfang unterliegt. Ob also z. B. die Aufklärung auch dann unterbleiben darf, wenn der Patient sonst verängstigt werden und die Zustimmung zur Operation verweigern könnte, wird nicht durch die medizinische Lehre, sondern durch die Rechtsordnung entschieden, deren Wächter und Wahrer immer und überall die Gerichte sind. Denn die Frage, ob und in welchem Umfang die Aufklärungspflicht entfällt, ist identisch mit der Frage, wieweit der Arzt ohne Einwilligung des Patienten handeln, sich also über dessen Selbstbestimmungsrecht hinwegsetzen darf[19]). Es leuchtet ohne weiters ein, daß es hierfür entscheidend auf Gesichtspunkte ankommt, die nicht auf ärztlichem Gebiet liegen und bei denen daher der Arzt auch nicht für sich in Anspruch nehmen kann, es besser zu wissen als die Richter.

Aber vielleicht wird man einwenden, das alles sei gut und richtig, indessen könne man den Gerichten den Vorwurf nicht ersparen, allzu schematisch zu entscheiden und zu wenig die mannigfaltigen Nuancen des Einzelfalles zu beachten. Es ist zuzugeben, daß es Gerichtsurteile gibt, die diesen Tadel verdienen. Vor simplifizierenden Verallgemeine-

---

[18]) Insofern zutreffend Ehrhardt, a. a. O. S. 148, und Gertrud Müller, NJW 1956, 1100. Vgl. auch Göppinger, a. a. O. S. 74; Kohlhaas, VersR 1955, 721.

[19]) So zutreffend BGHZ 29, 176 (184); Hanebeck, Deutsche Mediz. Wochenschr. 1959, 1040; Göppinger a. a. O. S. 103. Vgl. auch BGHSt. 12, 379 (384 f.), und Schwalm, Grenzen der ärztlichen Aufklärungspflicht aus der Sicht des Juristen, 1961, S. 27; MDR 1960, 724.

rungen gerade in der Frage der ärztlichen Aufklärungspflicht kann nicht nachdrücklich genug gewarnt werden[20]. Aber diese Warnung darf nicht nur an die Juristen gerichtet werden, sie muß auch an die Ärzte ergehen[21]. Die Dinge zu schematisieren und zu simplifizieren, ist nämlich keineswegs nur die Eigenschaft schlechter Juristen, sondern auch die Untugend schlechter Ärzte. So ist es sehr bedenklich, wenn von ärztlicher wie juristischer Seite vorgeschlagen wird, die Pflicht zur Aufklärung über mögliche Folgen eines Eingriffs von einer bestimmten Komplikationsdichte, etwa 2, 5 oder gar 10% abhängig zu machen[22]. Das ist natürlich solange unschädlich, als man in solchen statistischen Zahlen nur Durchschnittswerte erblickt, die keine zwingenden Schlüsse auf den Einzelfall zulassen[23]. Aber die Gefahr liegt darin, daß man eben doch den Einzelfall in das Schema preßt und dadurch seine Besonderheit verfehlt. Wie wenig man sich auf die durch die Statistik ausgewiesene Harmlosigkeit eines Eingriffs verlassen darf, zeigt der Fall BGH St 12, 379, wo eine kunstgerecht durchgeführte Blinddarmoperation zum Tod führte, weil die Patientin an mangelnder Blutgerinnungsfähigkeit litt. Hätte der Arzt diesen Umstand beachtet, so hätte er die Operation, die gar nicht dringend erforderlich, sondern nur »gegeben« war, wohl unterlassen; zumindest hätte er die 17jährige Patientin und ihre Eltern über die Gefährlichkeit des Eingriffs unterrichtet und sich deren ausdrücklicher Einwilligung versichert. Man sieht daran, wie wenig die Statistik, die die Entfernung des Appendix sicher als eine der ungefährlichsten Operationen ausweist, etwas über die Pflichten des Arztes im konkreten Fall besagt. Mit Recht hat darum der Bundesgerichtshof in einem anderen Falle, in dem die Behandlung eines Zuckerkranken durch Verpflanzung eines Stückes Bauchspeicheldrüsengewebes in die Oberschenkelmuskulatur tödlich verlaufen war, betont, daß es für die Frage der Aufklärungspflicht nicht darauf ankomme, daß Transplantationen dieser Art an sich ungefährlich sind, es sei vielmehr zu prüfen, ob die Operation gerade bei einem solchen Zuckerkranken, wie ihn der Arzt vor sich hat, gefährlich ist[24].

---

[20]) So auch Hübner-Drost, Ärztliches Haftpflichtrecht, 1955, S. 37, und Friedrich, VersR 1954, 382.

[21]) Vgl. Engisch, MSchrKrim 41 (1958), 124ff.

[22]) Siehe etwa Schwalm, MDR 1960, 724; Grenzen der ärztlichen Aufklärungspflicht, S. 24; Porret, a. a. O. S. 1741; Ohm, a. a. O. S. 4; Ehrhardt, a. a. O. S. 142ff.; Scheicher, a. a. O. S. 1738. Vgl. auch Niese, Festschr. f. Eb. Schmidt, 1961, S. 374.

[23]) Zutreffend Göppinger, a. a. O. S. 61; Grünwald, ZStrW 73 (1961), 16f. Vgl. auch Bockelmann, NJW 1961, 947.

[24]) BGH, VersR, 1956, 406f.

Auch sonst kann man beobachten, daß es nicht allein die Gerichte sind, die dazu neigen, in der Frage der ärztlichen Aufklärungspflicht die Dinge zu schematisieren und zu vereinfachen. Oder ist es keine die Wirklichkeit vergewaltigende Simplifikation, wenn gesagt wird, bei den psychisch Kranken sei es grundsätzlich richtig, die Aufklärung auf ein Minimum zu beschränken bzw. sie sogar ganz zu unterlassen, weil diese Menschen sich ohnehin keine klaren Vorstellungen machen könnten oder weil sie auf eine Belehrung hin abnorm reagierten?[25]) Mit Recht bemüht man sich heute darum, den Psychiatrischen und Neurologischen Kliniken den Nimbus von Idiotenanstalten zu nehmen; aber dann darf man die dort aufgenommenen Kranken auch nicht so behandeln, als ob sie samt und sonders nicht ganz voll zu nehmen wären. Auch der Psychiater kann nicht davon entbunden werden, die Aufklärung seiner Patienten ganz den Umständen des Einzelfalles anzupassen, weil es auch unter ihnen genug verständige und besonnene Menschen gibt, deren Selbstbestimmungsrecht unbedingt zu achten ist.

Genau so wenig darf man die Frage der Aufklärung bei den Krebskranken schematisieren, wozu aber sowohl die Gerichte wie die Ärzte neigen. Die Gerichte einerseits bejahen auch hier grundsätzlich die Aufklärungspflicht, da sie der Meinung sind, daß die Fälle, in denen die Patienten die Wahrheit nicht ertragen, die Ausnahmen darstellten[26]). Die Ärzte andererseits möchten beim Krebs prinzipiell von der Aufklärung absehen, weil sie das, was die Gerichte für die Ausnahmen halten, als die Regelfälle ansehen: schwere Depressionen, Selbstmordabsichten, »Tod aus Hoffnungslosigkeit«[27]). Nun sollte man die Bedenken der Ärzte gerade hier sehr ernst nehmen. Die Aufklärung beim Krebs ist wirklich ein außerordentlich heikles Problem, das den Ärzten eine schwere Verantwortung aufbürdet, und zwar in

---

[25]) Siehe Gertrud Müller, a. a. O. S. 1099f.; Göppinger, a. a. O. S. 75ff. (mit weiteren Zitaten); auch Ehrhardt, a. a. O. S. 145, 148.

[26]) Vgl. RGZ 163, 129 (136ff.); BGHZ 29, 176 (bes. S. 185); BGHSt 11, 111 (115f.). Besonders bezeichnend RGSt. 66, 181: eine Krebskranke, die einen berufsmäßigen Heilbehandler aufgesucht hatte, war von diesem über ihren Zustand aufgeklärt worden; sie brach vollkommen zusammen und mußte schließlich in eine Heilanstalt gebracht werden. Das RG trat der Ansicht des Berufungsgerichts, daß Krebs — von Ausnahmen abgesehen — den Kranken regelmäßig zu verheimlichen sei, ausdrücklich entgegen: »Auch bei schweren Erkrankungen wie bei Krebs hat der Kranke das Interesse und den Anspruch, von dem Heilbehandler (Arzt oder Naturheilkundiger), dem er sich anvertraut, wahrheitsgemäß über die Natur seines Leidens unterrichtet zu werden.«

[27]) Siehe vor allem Adam, a. a. O. S. 1185ff., und Roemer, JZ 1960, 137ff. Zurückhaltender Goldhahn-Hartmann, Chirurgie und Recht, 1937, S. 38ff.

jedem Falle, ob sie nun aufklären oder nicht[28]). Der weithin geübte Brauch, an Stelle des Patienten wenigstens die nächsten Angehörigen ins Bild zu setzen, ist zwar trotz der möglicherweise darin liegenden Verletzung der ärztlichen Schweigepflicht und noch anderer Bedenken und Schwierigkeiten[29]) grundsätzlich zu billigen, aber eine wesentliche Entlastung bedeutet das für den Arzt nicht, weil eine solche Aufklärung der Angehörigen ja rechtlich bedeutungslos ist und daher die Haftung wegen eigenmächtiger Heilbehandlung nicht ausschließt. In dieser Hinsicht muß man vieles dem Einfühlungsvermögen und dem Takt des Arztes überlassen und ihm einen Entscheidungsspielraum gewähren, zumal oft gar nicht vorausgesehen werden kann, wie der Patient auf die Aufklärung reagieren wird. Ex post stellen sich die Dinge oft anders dar als ex ante. Eben darum sollte man sich auch hier vor Verallgemeinerungen hüten — und vielleicht sogar gerade hier, weil eine Krankheit wie der Krebs eine ganz einmalige Situation im Leben eines Menschen darstellt, die jeder auf seine Weise meistern muß.

Von alledem abgesehen liegen die Dinge ja meist auch nicht so, daß die Alternative lautet: soll der Patient voll aufgeklärt werden oder darf die Aufklärung ganz unterbleiben?, vielmehr wird es häufig so sein, daß sich der Arzt mit einer partizipiellen Aufklärung begnügen darf, zu dieser freilich aber auch verpflichtet ist[30]). So hat auch der Bundesgerichtshof in dem Strahlenurteil entschieden, daß der Arzt keineswegs gehalten sei, die »nackte Krebsdiagnose« mitzuteilen, was ihn aber andererseits nicht von der Pflicht entbinde,

[28]) Zum Problem der Aufklärung beim Krebs siehe auch: Engisch, Die rechtliche Bedeutung der ärztlichen Operation, in: Stich-Bauer, Fehler und Gefahren bei chirurgischen Operationen, 1958, S. 1527ff.; ders., Die rechtliche Beurteilung des ärztlichen Eingriffs unter besonderer Berücksichtigung des Suicidpatienten, in: Heidelberger Jahrbücher, Bd. IV (1960), S. 66f.; Friedrich, a. a. O. S. 330; Hanebeck, a. a. O. S. 1040f.; Eb. Schmidt, Niederschriften über die Sitzungen der Großen Strafrechtskommission (Ndschr.), 7. Band, 1959, S. 217; Schwalm, Grenzen der ärztlichen Aufklärungspflicht, S. 34ff., 41; MDR 1960, 725; Steindorff, JZ 1960, 139f.; Grünwald, a. a. O. S. 22f., 25f., 29, 34.

[29]) Vgl. dazu Eb. Schmidt, Ndschr., 7. Bd., S. 217; Schwalm und Dreher, ebenda S. 218. Weiter: Göppinger, a. a. O. S. 77f.; Engisch, Die rechtl. Bedeutung der ärztlichen Operation, a. a. O. S. 1528; Ehrhardt, a. a. O. S. 149; Hanebeck, a. a. O. S. 1040; Herold, Zeitschr. f. d. ges. Arztrecht 1952, 219, Goldhahn Hartmann, a. a. O. S. 40; Kohlhaas bei Kuhns, Das gesamte Recht der Heilberufe, 1958, I, S. 149; Grünwald, a. a. O. S. 27f.; BGHZ 29, 46 (52); BGHZ 29, 176 (185).

[30]) Ebenso Schwalm, Grenzen der ärztlichen Aufklärungspflicht, S. 39, sowie MDR 1960, 724f., und Engisch, Die rechtliche Beurteilung des ärztlichen Eingriffs, a. a. O. S. 67.

den Patienten über die möglichen Gefahren der Behandlung zu unterrichten, wenngleich auch diesbezüglich eine Aufklärung in großen Zügen, d. h. über die wesentlichen Punkte genüge, ohne daß alle Einzelheiten gesagt zu werden brauchten[31]. Ärztlicherseits wird dagegen freilich das Bedenken erhoben, daß eine solche Teilaufklärung insofern illusorisch sei, als der Patient ja aus der Tatsache, daß an ihm eine mit bestimmten Risiken belastete Behandlung vorgenommen werden soll, Schlüsse auf den Ernst und sogar die Art seines Leidens ziehen könne und ziehen werde; daher bleibe dem Arzt eben doch keine andere Wahl, als ganz zu schweigen[32]. Aber damit werden die Dinge wiederum in unzulässiger Weise verallgemeinert. Es wird jeweils ganz darauf ankommen, wieweit der Krebskranke über seinen Zustand bereits im Bild ist; daß er völlig arglos und ahnungslos ist, wird wahrscheinlich nicht allzu häufig vorkommen. Gerade in dem so heftig umstrittenen Fall des Strahlenurteils lag es so, daß die Patientin, die durch eine Strahlenbehandlung der Gebärmutter bleibende Schäden an Nieren und Blase davongetragen hatte, bereits vor ihrer Einweisung in die Klinik mit der Möglichkeit eines Gebärmutterkrebses vertraut war und daher über die Behandlung und ihre eventuellen Folgen ohne Gefahr hätte aufgeklärt werden können[33]. Im übrigen sagt ja doch auch der Bundesgerichtshof ganz ausdrücklich, daß der Arzt sich immer der jeweiligen Situation anpassen und danach entscheiden müsse, wieweit er bei der Aufklärung gehen kann, ohne dem Patienten zu schaden.

III.

Nach alledem wird man wohl sagen können, daß der der Rechtsprechung gemachte Vorwurf des Formalismus nur sehr bedingt und jedenfalls nicht grundsätzlich berechtigt ist. Mit Fug und Grund weist auch Engisch darauf hin, daß die Gerichte in der Frage der ärztlichen Aufklärungspflicht keineswegs nur nach abstrakten und formalen Grundsätzen entscheiden, daß sie vielmehr materielle Erwägungen darüber anstellen, wie die Verantwortung für die Heilbehandlung gerecht und vernünftig zwischen Arzt und Patient verteilt werden soll — Erwägungen, die nicht deshalb formal sind, weil man sie nicht für richtig hält[34]. In der Tat, nicht eine verschiedene Denkweise trennt Ärzteschaft und Gerichte voneinander, sondern die Tat-

---

[31]) BGHZ 29, 176 (180f., 183f.).
[32]) Vgl. Roemer, JZ 1960, 137.
[33]) So auch Hanebeck, a. a. O. 1040.
[34]) Engisch, MSchrKrim 41 (1958), 125.

sache, daß man in der Sache uneinig ist. Es geht um das Rangverhältnis der Werte »personale Selbstbestimmung« auf der einen und »Leben, Gesundheit, Wohlergehen« auf der anderen Seite.

Welchen Rang der Bundesgerichtshof dem Selbstbestimmungsrecht des Menschen einräumt, erhellt aus folgendem Satz, der dem sogenannten Myomurteil entnommen ist: »Es wäre«, heißt es da, »ein rechtswidriger Eingriff in die Freiheit und Würde der menschlichen Persönlichkeit, wenn ein Arzt — und sei es auch aus medizinisch berechtigten Gründen — eigenmächtig und selbstherrlich eine folgenschwere Operation bei einem Kranken, dessen Meinung rechtzeitig eingeholt werden kann, ohne dessen vorherige Billigung vornähme.«[35]) Dagegen meinte ein Kritiker, der Arzt stünde diesem angeblich bedrohten Rechtsgut der Entscheidungsfreiheit des Patienten verständnislos gegenüber[36]). Das ist nun freilich ganz gewiß nicht die communis opinio der Ärzteschaft; man könnte sich ja sonst kaum mehr einem Arzt anvertrauen. Aber es ist ganz sicher, daß viele Ärzte das leibliche und seelische Wohl des Patienten seinem Recht auf freie Selbstbestimmung auch in solchen Konfliktsfällen vorgehen lassen möchten, in denen die Gerichte das nicht für zulässig halten. Nach der Rechtsprechung darf der Arzt — unbeschadet einiger weiterer im wesentlichen unproblematischer Ausnahmen, auf die später noch zurückzukommen ist — nur dann von der Einwilligung des Patienten absehen, wenn die andernfalls erforderliche Aufklärung eine ernste Gefahr für die Gesundheit oder das Leben mit sich brächte; soweit nur die Herabdrückung der Stimmung oder des Allgemeinbefindens zu besorgen ist, handle es sich um unvermeidbare Nachteile, die in Kauf genommen werden müßten[37]). Dieser Standpunkt wird ärztlicherseits vielfach als zu eng angesehen. Die Aufklärungspflicht müsse, so fordert man, auch in anderen als den von der Rechtsprechung vorgesehenen Fällen entfallen, insbesondere dann — und das ist besonders wichtig —, wenn der Patient durch die Mitteilung des Ernstes seiner Krankheit oder der Gefährlichkeit des geplanten Eingriffs schockiert werden und infolgedessen die Zustimmung zur Behandlung verweigern könnte. Man mute sonst, meint Göppinger, dem Kranken nur unnötige Leiden zu[38]). Wie groß hier die Kontroverse zur Auffassung der Gerichte ist,

---

[35]) BGHSt 11, 111 (114). Siehe auch BGHZ 29, 176 (181).

[36]) Adam, a. a. O. S. 1187.

[37]) RGZ 163, 129 (138); RGSt. 66, 181; BGH, NJW 1956, 1006; BGHSt. 11, 111 (115f.). Anders freilich RGZ 78, 422ff.

[38]) Göppinger, a. a. O. S. 77; grundsätzlich aber scheint Göppinger den Arzt auch dann zur Aufklärung für verpflichtet zu halten, wenn zu erwarten

geht aus dem 2. Elektroschockurteil des Bundesgerichtshofs hervor, wo zu dieser Frage folgendes gesagt wird: »Ist bei einer Aufklärung des willensfähigen Kranken keine Beeinträchtigung des Gesundheitszustandes oder des Heilerfolges zu befürchten, sondern nur mit der ernsthaften Möglichkeit zu rechnen, daß der Kranke seinen eigentlichen Interessen zuwider die Einwilligung in die Behandlung verweigert, so enthebt das den Arzt nicht der Pflicht, den Patienten auf die typischen Gefahren der Behandlung hinzuweisen.«[39])

Man wird zugeben müssen, daß das ein ernstes Problem ist. Kann man dem Arzt wirklich zumuten, etwas zu tun, was den Patienten veranlassen könnte, sich aller Vernunft zuwider der gebotenen ärztlichen Maßnahme zu entziehen? Ist es nicht so, wie Jaspers sagt, daß »Anspruch auf Wahrheit nur der Kranke« habe, »der fähig ist, die Wahrheit zu ertragen und mit ihr vernünftig umzugehen«[40]) ? Freilich, darauf wurde schon hingewiesen, um ein eigentlich medizinisches Problem handelt es sich hier nicht, vielmehr geht es um die rechtlich-sittliche Frage, wie der Konflikt zwischen den im Grundgesetz Art. 2 verbrieften Werten der freien Willensentscheidung und der körperlichen Integrität zu lösen ist. Wenn der Bundesgerichtshof sich für seine Auffassung, wonach grundsätzlich dem Selbstbestimmungsrecht der Vorrang einzuräumen ist, eben auf diesen Artikel 2 des Grundgesetzes beruft, weil der ohne Einwilligung vorgenommene Heileingriff ja beide Grundrechte verletze, das Recht auf Entscheidungsfreiheit wie das auf körperliche Unversehrtheit[41]) — mit dem Ergebnis, daß eine wirkliche Güterkollision also überhaupt nicht vorliege —, so ist dem entschieden zu widersprechen. Die gebotene und kunstgerecht durchgeführte Heilmaßnahme ist, jedenfalls wenn sie geglückt ist, niemals eine Verletzung der Körperintegrität, sondern das genaue Gegenteil: sie ist Wahrung und Wiederherstellung der Körperintegrität. Das aber bedeutet, daß der uns hier interessierende Konflikt zwischen den Gütern Freiheit und Gesundheit durch das Grundgesetz gerade nicht entschieden, vielmehr offen gelassen wird. Die Entscheidung kann daher nur auf der Grundlage übergesetzlicher Erwägungen, d. h. nach Maßgabe der dem Recht immanenten Grundgebote und Grundwerte der Sittlichkeit erfolgen.

---

ist, daß der Patient die Einwilligung in die Behandlung verweigern wird (vgl. S. 72ff.). Anders dagegen eindeutig Neidhardt, a. a. O. S. 1097f.; v. Baeyer, a. a. O. S. 169; Gertrud Müller, a. a. O. S. 1099; Steindorff, a. a. O. S. 140. Siehe auch RGZ 78, 432.

[39]) BGHZ 29, 46 (55f.).

[40]) Jaspers, Die Idee des Arztes in: Philosophie und Welt; Reden und Aufsätze, 1958, S. 169ff. (173).

Nun sind ja die beiden Entscheidungen des Großen Strafsenats des Bundesgerichtshofs, die sich auf ein richterlicher Erkenntnis zugängliches objektives Sittengesetz berufen, auf sehr heftige Kritik gestoßen[42]. Diese Kritik hat sich neuestens Grünwald in einer Arbeit über die Aufklärungspflicht des Arztes zu eigen gemacht, um von hier aus die Position des Bundesgerichtshofs in der Frage der eigenmächtigen Heilbehandlung zu erschüttern. Grünwald ist der Auffassung, daß die Gerichte nicht berufen seien, ethische Streitfragen in der Weise zu entscheiden, daß sie ein Verhalten, das nach ihrer eigenen, aber umstrittenen Auffassung verwerflich ist, für rechtswidrig erklären. Mache der Richter seine eigene Überzeugung zum Maßstab, so überschreite er den Auftrag, den ihm der Staat gegeben hat. In der Frage der ärztlichen Heilbehandlung bedeute das, daß die Rechtsprechung sich nicht über die abweichenden Ansichten der Ärzte hinwegsetzen dürfe. Abschließend stellt Grünwald folgende These auf: »Der Rechtsprechung des Bundesgerichtshofs zu den Grenzen der Aufklärungspflicht kann somit nicht zugestimmt werden, soweit sie das Verschweigen von Gefahren der Behandlung auch da für rechtswidrig erklärt, wo die Ärzte es als richtig ansehen . . . Wenn es der standesethisch begründeten Auffassung der Ärzte — sei es in ihrer Mehrheit, sei es auch nur einer ernstzunehmenden Minderheit — entspricht, in einer bestimmten Situation aus der Sorge um das Wohlergehen des Kranken auf eine Aufklärung zu verzichten, dann ist dieses Verhalten rechtmäßig.«[43]

Dem muß widersprochen werden. Natürlich kann hier nicht der Beweis geführt werden, daß und in welchen Grenzen objektive sitt-

---

41) So dem Sinne nach BGHZ 29, 46 (49); BGHZ 29, 176 (179); BGHSt. 11 111 (113f.).

42) BGH St. 6, 46 (52f.) und 6, 147 (153). Zur Kritik vgl. die Nachweise bei Würtenberger, Die geistige Situation der deutschen Strafrechtswissenschaft, 2. Aufl. 1959, S. 20 Anm. 61; außerdem Engisch, Einführung in das juristische Denken, 2. Aufl. 1959, S. 125, 192f., und A. Arndt, Rechtsdenken in unserer Zeit, 1955, S. 6ff. — Die im Text vertretene Auffassung darf nicht dahin verstanden werden, als seien die fraglichen BGH-Entscheidungen in jeder Hinsicht zu billigen. In einer sehr sorgfältigen, im Urteil abgewogenen, alle schiefen Einseitigkeiten vermeidenden Untersuchung hat sich neustens Wieacker, JZ 1961, 337ff., deutlich zu diesen Fragen geäußert; ich kann ihm in vielen (wenngleich nicht in allen) wesentlichen Punkten zustimmen. Siehe jetzt auch Eb. Schmidt, die Sache der Justiz, 1961, S. 42ff.

43) Grünwald, a. a. O. S. 34ff., 40f. Gegen ihn Schwalm, Grenzen der ärztlichen Aufklärungspflicht, S. 27. Siehe auch Bockelmann, NJW 1961, 946: »Unter den von den Ärzten vertretenen Auffassungen über die Aufklärungspflicht gibt es auch solche, welche die Rechtsordnung nicht akzeptieren kann.«

liche Erkenntnis möglich ist[44]). Es sei nur bemerkt, daß die Meinung, um wirkliche Erkenntnis handle es sich nur dort, wo eine mathematische Gewißheit vorliegt, ein naturalistisches Vorurteil ist — und weiter, daß die Meinung, die Richter des Bundesgerichtshofs hätten in den fraglichen Entscheidungen ihre persönlichen Vorstellungen zum Maßstab gemacht, ein subjektivistisches Vorurteil ist. Das, was der Bundesgerichtshof wirklich meint, wird durch solche Kritik überhaupt nicht getroffen. Aber das nur nebenbei. Ich muß mich hier, und auch das in aller Kürze, auf den negativen Beweis beschränken, daß die Ansicht Grünwalds falsch oder vorsichtiger ausgedrückt: jedenfalls für die Praxis nicht akzeptabel ist. Denn die Ansicht, der Richter habe die Anschauungen der Ärzte, soweit sie ernsthaft sind, zu respektieren, bedeutet ja in ihrer Konsequenz, daß er auch den Anschauungen der anderen Stände, Klassen, Organisationen, Interessengruppen, Gesellschaftskreisen usw. Rechnung tragen muß. Aber das ist schon deshalb nicht möglich, weil diese Anschauungen gerade in den Fällen, die die Gerichte beschäftigen, entgegengesetzt sind. Warum soll denn der Richter in Sachen der eigenmächtigen Heilbehandlung nur nach der Auffassung der Ärzte und nicht auch nur derjenigen der Patienten fragen, um die es ja doch bei der ganzen Sache geht? Man darf doch auch nicht übersehen, daß ein Gerichtsurteil immer zwei Seiten hat: Wird ein Arzt, der einen Eingriff ohne Einwilligung durchgeführt hat, freigesprochen oder wird die Schadensersatzklage des Patienten abgewiesen, so bedeutet das doch auf der anderen Seite, daß insoweit das Interesse des Patienten an der Wahrung seines Selbstbestimmungsrechtes unbefriedigt gelassen wird. Jede Entscheidung »in dubio pro« ist immer zugleich auch eine Entscheidung »in dubio contra«. Der Richter kann in solchen Fällen gar nicht anders verfahren, als daß er sich den Gegensatz der Meinungen zwar zum Bewußtsein bringt, dann aber versucht, die Entscheidung nach objektiven Gesichtspunkten zu treffen.

Ein weiteres kommt hinzu. Welches ist denn die standesethisch begründete Auffassung der Ärzte, die für den Richter verbindlich sein soll? Arbeitet man hier nicht mit ganz verschwommenen Vorstellungen, ja mit reinen Fiktionen? Die Meinung welcher Ärzte ist überhaupt maßgebend? Es wäre doch fraglos ein wenig naiv, wenn man einfach die Stimme derjenigen Ärzte, die gegen die Recht-

[44]) Vgl. meinen Aufsatz über den rechtsphilosophischen Relativismus, in ARSP 46 (1960), 553ff., wo ich darzulegen versuchte, daß eine beschränkte (keine absolute!) Relativität (Perspektivität) der rechtlichen und sittlichen Erkenntnis (nicht des Rechts und des Sittengebots selbst!) durchaus anzuerkennen ist.

sprechung Stellung genommen haben, für die Stimme der Ärzteschaft überhaupt ausgäbe, ohne daran zu denken, daß viele von den Ärzten, die sich nicht zu diesen Urteilen geäußert haben, möglicherweise ganz anderer Meinung sind, ja vielleicht nur deshalb geschwiegen haben, weil sie mit der Auffassung des Bundesgerichtshofs voll und ganz einverstanden sind! Und daß es so ist, ist keineswegs unwahrscheinlich. Ein christlicher Arzt, der in dem irdischen Menschenleben keinen absoluten Wert erblickt, wird von seinen standesethischen Pflichten gerade auch in bezug auf die eigenmächtige Heilbehandlung vielfach ganz andere Vorstellungen haben als ein atheistischer Arzt, für den das Leben das einzige ist, was heilig genannt werden kann.

Nun meint freilich Grünwald, es sei ja auch sonst anerkannt, daß dann, wenn bei einer Kollision von Gütern unterschiedliche Meinungen über ihren Rang bestehen, eben nur die Respektierung dieser unterschiedlichen Meinungen rechtens sei. Als Beispiel nennt er die Schwangerschaftsunterbrechung aus medizinischer Indikation; die Rechtsprechung müsse sich hier mit der Feststellung der unterschiedlichen ethischen Bewertung der Schwangerschaftsunterbrechung begnügen und sie eben deshalb als rechtmäßig anerkennen[45]). Das Beispiel beweist aber genau das Gegenteil von dem, was es beweisen soll. Würde man den Meinungsstreit über die sittliche Erlaubtheit der Schwangerschaftsunterbrechung im Falle eines Notstandes der Mutter wirklich unentschieden lassen, so dürfte man zu der Frage der Rechtmäßigkeit oder Rechtswidrigkeit eines solchen Tuns in keiner Weise Stellung nehmen, d. h. man dürfte die medizinische Indikation niemals als einen Rechtfertigungsgrund ansehen, man müßte sie vielmehr als Strafausschließungsgrund behandeln oder, noch konsequenter, dem sogenannten rechtsfreien Bereich des zwar nicht rechtmäßigen aber doch unverbotenen Verhaltens zuweisen. Denn die Erklärung eines Verhaltens als rechtmäßig läßt die ethische Frage eben nicht unentschieden. Unsere Rechtsordnung wäre sonst, jedenfalls für den Nichtjuristen, überhaupt nicht mehr zu verstehen. Für den unverbildeten Menschenverstand, dem gekünstelte juristische Konstruktionen fremd sind, steht die Auffassung der herrschenden Rechtslehre, wonach die medizinisch indizierte Schwangerschaftsunterbrechung erlaubt ist, mit der Auffassung der katholischen Morallehre, wonach jede direkte Tötung der Leibesfrucht verboten ist, in einem klaren, nicht wegzudiskutierenden Gegensatz. Freilich braucht nicht jedes unsittliche Tun mit Strafe bedroht zu werden; daher folgt aus der bloßen Straflosigkeit nichts in bezug auf die sitt-

[45]) Grünwald, a. a. O. S. 40.

liche Erlaubtheit oder Unerlaubtheit des betreffenden Handelns. Aber es ist unmöglich, daß man ein Verhalten ausdrücklich für rechtmäßig erklärt, wenn man es in sittlicher Hinsicht als unerlaubt ansieht oder wenn man doch wenigstens die Meinung derer, die es für sittlich unerlaubt erachten, respektieren will. Daraus ergibt sich zwingend: Wer die medizinisch indizierte Schwangerschaftsunterbrechung für rechtmäßig erklärt, erklärt sie notwendig auch für sittlich erlaubt und folglich die abweichende Auffassung der katholischen Kirche für objektiv falsch (daran ändert der Umstand, daß nach der herrschenden Meinung die Schwangerschaftsunterbrechung nur mit Einwilligung der Schwangeren rechtmäßig ist, natürlich nichts, weil im Sinne der katholischen Lehre auch die Einwilligung der Mutter die Unerlaubtheit der Tötung des Kindes nicht beseitigt). Damit aber tut er, ob er sich dessen bewußt ist oder nicht, genau das, was dem Bundesgerichtshof streitig gemacht wird: er hält sich für befähigt, in dieser Frage das objektive Sittengesetz zu erkennen. Die Skeptiker gegenüber der Erkennbarkeit objektiver Sittengesetze dürfen sich also, so sie konsequent sind, den Standpunkt der herrschenden Rechtslehre und der Praxis, wonach die medizinische Indikation die Schwangerschaftsunterbrechung rechtfertigt, nicht zu eigen machen (womit durchaus nicht gegen diesen Standpunkt hier Stellung genommen sei).

Endlich aber noch ein letztes. Ein Richter, der eine Entscheidung fällt, die zwar der Ansicht der Ärzte oder der Ansicht irgendeines anderen Kreises entspricht, von der er aber überzeugt ist, daß sie den dem Recht immanenten sittlichen Grundwerten zuwiderläuft, versündigt sich gegen die elementarsten Grundsätze der Rechtsprechung[46]). Ein Gericht hat nach bestem Wissen und Gewissen Recht zu sprechen und nicht festzustellen, welche Meinungen irgendwelche Gruppen in irgendwelchen Fragen haben. Mit Fug und Grund hat Eberhard Schmidt, dem man bestimmt keine philosophische Verstiegenheit nachsagen kann, gegen die zumindest methodisch verfehlte Entscheidung des Bundesgerichtshofs zur Frage der Bestimmungsmensur[47]) eingewandt, daß »vom Gericht nicht tatsächliche Feststellungen über die Denkweise von Hinz und Kunz und anderen 'angesehenen Persönlichkeiten'« verlangt werden, »sondern die Erarbeitung eines selbständigen richterlichen Werturteils, nach dem sich die 'angesehenen Persönlichkeiten' gefälligst zu richten haben«[48]).

[46]) Die Antikritik von Weinkauff, NJW 1960, 1689ff. (1695f.), ist daher nur allzu verständlich.

[47]) BGHSt. 4, 24.

[48]) Eb. Schmidt, JZ 1954, 374. Siehe auch Schwalm, Grenzen der ärztlichen Aufklärungspflicht, S. 27.

Für den Gesetzespositivismus alten Stils kann man gewiß auch vom Standesethos des Richters aus Verständnis aufbringen. Ein Positivismus dagegen, der das Gericht zum Sprachrohr der Ansichten bestimmter Kreise, und seien es auch die so viel strapazierten »herrschenden Kultur- und Wertanschauungen« degradiert, ist mit dem Geist einer rechtsstaatlichen Rechtsprechung schwerlich noch vereinbar. Und wie will man denn überhaupt begründen, wieso für den Richter, der nach Art. 20 Abs. III GG an Recht und Gesetz gebunden ist, die Ansichten der Ärzte usw. überhaupt verbindlich sind? Mag die Berufung der Rechtsprechung auf das objektive Sittengesetz aus erkenntnistheoretischen Gründen problematisch sein, die Berufung auf die »herrschenden Kultur- und Wertanschauungen« ist philosophisch noch weitaus problematischer, weil hier ja schon ganz grundsätzlich die Geltung in Frage steht. Man gebe sich doch nicht der Illusion hin, daß eine empirische, positivistische Soziologie eine materiale Wertethik ersetzen könnte! Es soll gewiß nicht die Berechtigung eines gesunden Maßes von Skepsis gegenüber der Auffindbarkeit übergesetzlicher sittlicher Grundsätze bestritten werden; solche Skepsis ist nötig, um vor voreiligen Schritten zu bewahren. Aber der Richter, der entscheiden soll, muß diese Skepsis schließlich überwinden. Ein Richter, der in der Skepsis verbleibt, ist eine Unmöglichkeit, denn er ist kein Richter. Ohne den »Hochmut«, »an die eigene Glaubwürdigkeit zu glauben«, gibt es keine Gerichte, die diesen Namen verdienen[49]).

IV.

Es ist also durchaus legitim, wenn der Bundesgerichtshof in der Frage der eigenmächtigen Heilbehandlung sich nicht unbesehen der Auffassung der Ärzte angeschlossen hat, sondern nach objektiven Gesichtspunkten zu entscheiden sucht. Damit ist freilich noch nicht gesagt, daß der Bundesgerichtshof auch wirklich richtig entschieden, d. h. das Rangverhältnis der Werte Selbstbestimmung und Gesundheit zutreffend bestimmt hat. Wie steht es nun damit?

Das ist deshalb so umstritten, weil heute über die sittlichen Grundfragen des Arztberufes keine Einigkeit mehr besteht. Natürlich bekommt man auf die Frage nach dem Grundgesetz der ärztlichen Ethik noch allenthalben die hippokratische Antwort: Salus aegroti suprema lex! Aber sind wir denn noch sicher, zu wissen, was die salus aegroti ist? Selbstredend hat die Tätigkeit des Arztes zum Richtbild das Gesundsein als Ziel des Heilens. Aber die Frage nach dem Gesundsein läßt sich nicht trennen von der Frage nach Sinn und Bedeutung

[49]) Vgl. Heinitz, Festschrift f. Eb. Schmidt, 1961, S. 289, Anm. 118.

des Krankseins und des Todes für den Menschen. Welche Einstellung haben wir Heutigen zur Krankheit und zum Tod? Man wende nicht ein, daß mit dieser Fragestellung sachfremde »weltanschauliche« Gesichtspunkte ins Spiel gebracht würden. Es ist eine unbestreitbare Tatsache, daß jeder, der zur Frage der eigenmächtigen Heilbehandlung Stellung nimmt, das auf der Grundlage einer ganz bestimmten »Weltanschauung« tut, wenngleich natürlich viele sich dieses ihres »weltanschaulichen Gerüstes« gar nicht bewußt sind, sondern den festen Glauben haben, voraussetzungslose Wissenschaft zu treiben. Denn man kann ja der »weltanschaulichen« Stellungnahme nicht dadurch entgehen, daß man die Frage nach dem Sinn von Gesundsein und Kranksein dahingestellt sein läßt: gerade darin, daß man dieser Frage ausweichen will und eine Antwort darauf verweigert, sie gar als sinnlos erachtet, liegt eine »Weltanschauung«, und sogar eine sehr entschiedene. Es ist eine »Weltanschauung«, angeblich keine »Weltanschauung« zu haben! Daher kann es auch niemals im Sinne der Wissenschaft liegen, vor diesen Dingen schamhaft die Augen niederzuschlagen, vielmehr ist es ihre Aufgabe, die Konsequenzen einer bestimmten »Weltanschauung« aufzuzeigen und daraus die nötigen Schlüsse zu ziehen. Also nochmals die Frage: Welche Einstellung haben wir Heutigen zur Krankheit und zum Tod?[50])

Im Zuge der fortwährenden Säkularisierung unseres Denkens ist uns ein inneres, existenzielles Verhältnis zu den Phänomenen Krankheit und Tod immer mehr abhanden gekommen. Bestimmte Richtungen der zeitgenössischen Philosophie drücken es ganz kraß aus, was viele denken: Krankheit ist etwas Sinnloses, vollends ist es der Tod, ja er ist die Absurdität schlechthin, denn mit ihm endigt alles, er ist der Absturz in das Nichts.

Das notwendige Korrelat zu dieser nihilistischen Einstellung gegenüber Krankheit und Tod ist die dem modernen Menschen so gemäße Haltung, die das Leben vergöttlicht, die das bloße Existieren zum Götzenbild macht. Man nennt diese Anbetung der vitalen Daseinswerte heute gerne Lebensphilosophie (natürlich gibt es auch durchaus anzuerkennende Richtungen der Lebensphilosophie; man denke nur an Albert Schweitzer und seine Lehre von der Ehrfurcht vor dem Leben). Unmittelbar damit im Zusammenhang steht, was man so häufig beobachten muß und was man als das Gegenstück zur Abtreibung bezeichnen könnte: die sinnlose, widernatürliche Lebensverlängerung um jeden Preis! Es entspricht nur dem Gesetz der Logik,

[50]) Zum folgenden siehe Schöllgen, Ärztliche Ethik und christliche Moraltheologie, in: Studium Generale 6 (1953), 39ff. Vgl. auch Schwalm, Grenzen der ärztlichen Aufklärungspflicht, S. 34f.

wenn man zum Ausgleich dieser einen »Wohltat« dann eine zweite fordert: die Euthanasie. Man hat unserer Zeit nicht ohne Berechtigung den Vorwurf gemacht, sie habe kein Verständnis mehr dafür, »daß der Mensch ein Recht auf den ihm gemäßen Tod hat, auf die Würde des menschlichen Sterbens«[51]). Natürlich ist der Arzt dem Leben verpflichtet, das ist gar keine Frage. Aber nur wenn er zum Tod die richtige Einstellung findet, wird er sie auch zum Leben finden. Der nihilistischen Abwertung des Todes und der daraus resultierenden götzenhaften Anbetung des Lebens entspringt jene Verständnislosigkeit gegenüber der personalen Freiheit des Menschen, die es nicht begreifen will, daß der Arzt durch den Willen des Patienten soll gehindert werden können, das für dessen Gesundheit Beste zu tun.

Noch etwas anderes kommt hinzu. Die um die Jahrhundertwende auftretende Lebensphilosophie steht im engsten Zusammenhang mit der Entwicklung der mechanistischen Naturwissenschaft und der fortschreitenden Technisierung aller Bereiche. Durch den nüchternen Geist der Technik und des Spezialistentums ist auch das menschliche Vertrauensverhältnis zwischen Arzt und Krankem mehr und mehr in Mitleidenschaft gezogen, vielfach geradezu entseelt worden. Das ist wahrscheinlich weniger die Schuld der Ärzte als die der Patienten. Die Krankheit wird als ein »Betriebsunfall« angesehen, und man erwartet von dem Arzt, daß er als »Gesundheitsingenieur« die defekte Apparatur möglichst rasch und ohne viel Aufhebens wieder in Ordnung bringt. Gelingt ihm das, ist man mit allem einverstanden. Mißglückt aber die Reparatur oder tritt eine störende Nebenwirkung auf, dann macht man den Arzt hinterher mangelhafte Aufklärung zum Vorwurf. Es ist verständlich, daß dieses Verhalten vieler Patienten bei den Ärzten Empörung und auch Ratlosigkeit ausgelöst hat. Die Gerichte sollten in solchen Fällen doch auch dem Verhalten des Patienten zu Beginn der Behandlung Aufmerksamkeit schenken und prüfen, ob ihm damals an einer differenzierten Aufklärung überhaupt ernstlich gelegen war. Nicht selten wird man aus der Art und Weise, wie der Patient sich auf die Behandlung eingelassen hat, auf einen teilweisen Aufklärungsverzicht, namentlich in bezug auf den Krankheitsbefund, schließen können. Andererseits aber geht es auch wieder zu weit, wenn manche Ärzte dafür plädieren, es bestehe überhaupt nicht so sehr eine Aufklärungspflicht des Arztes, als vielmehr eine Fragepflicht des Patienten[52]).

Das technische Denken und der ihm gemäße Perfektionismus betrachtet jeden Krankheitsfall als eine Situation, die mit technischen

---

[51]) Schöllgen, a. a. O. S. 41.

[52]) Dagegen mit Recht Bockelmann, NJW 1961, 946.

Mitteln bewältigt werden kann. Nun sind natürlich viele Krankheiten tatsächlich solche einfachen Situationen, denen der Arzt rein auf naturwissenschaftlichem Wege beikommen kann, und die medizinische Wissenschaft hat seit Hippokrates in dieser Hinsicht ja gewaltige Fortschritte gemacht. Aber daß man glaubt, aller Krankheiten auf solche naturwissenschaftlich-technische Weise Herr werden zu können, ist ein gewaltiger Irrtum. Und aus diesem Irrtum heraus erwächst jene Hybris, die da meint, der Arzt könne, dürfe und müsse alles machen, was ihm geeignet erscheint, um den gestörten Mechanismus wieder in Ordnung zu bringen. Ein scharf blickender Arzt hat in diesem Zusammenhang einmal von dem »Heilandwahn« einer gewissen Sorte seiner Berufskollegen gesprochen[53]).

Es war notwendig, hier eine deutliche und vielleicht auch etwas übertriebene Sprache zu sprechen, weil dargetan werden mußte, daß die Dinge heute eine Entwicklung nehmen, die nicht ohne ernste Sorge betrachtet werden kann. Es ist zwar verständlich, daß man in Erinnerung an die grenzenlose Mißachtung von Menschenleben in der Zeit der Tyrannis heute gerne von der »Heiligkeit des Lebens« spricht. Als Metapher mag das hingehen. Aber man darf nicht meinen, das vitale Dasein sei wirklich ein solcher absoluter Wert, dem Heiligkeit zukäme. Lassen wir dahingestellt, was wahrhafte Heiligkeit ist. Jedenfalls ist das Leben nicht der höchste der Werte, denn sonst wäre es ganz unverständlich, daß sich zu allen Zeiten und bei allen Völkern, Rassen und Religionen Menschen — Helden und Märtyrer — bereit gefunden haben, ihr Leben für etwas zu opfern, was ihnen größer dünkte als das Leben. Und eben darin, daß der Mensch zu solchem bewußten Opfer überhaupt imstande ist — dem Tier ist das unmöglich —, erweist sich, welches jene Qualität ist, die ihn allererst zum Menschen macht und die daher sein höchstes Gut ist: seine geistige Freiheit. Sie ist es, um dessentwillen er Person genannt werden kann, und wer sie mißachtet, mißachtet seine personale Würde. Der Mensch darf nicht als Mittel zum Zweck gebraucht werden, auch dann nicht, wenn andere damit sein Bestes wollen. Der Mensch ist Herr seiner selbst.

Jede echte Beziehung von Mensch zu Mensch setzt voraus, daß der andere als Person geachtet wird. So wird auch ein wirkliches Arzt-Patient-Verhältnis, das, wie Göppinger mit vollem Recht sagt, mehr ist als ein Dienstvertrag[54]), nur zustandekommen, wenn den Arzt die Ehrfurcht vor der Person leitet, die sich ihm anvertraut. Das wird ihn auch vor der Versuchung zu einer falschen Bewertung der ärztlichen Naturwissenschaft bewahren. Viele Krankheiten, wir sagten es schon,

[53]) Maeder, Universitas 10 (1955), 393ff. (397).

[54]) Göppinger, a. a. O. S. 54ff.

sind in der Tat solche einfachen Situationen, die naturwissenschaftlich-technisch zu bewältigen sind. Aber zahlreiche Krankheiten sind es nicht, und um diese geht es meist in den gerichtlichen Fällen. Es sind diejenigen, bei denen eine Heilung oder jedenfalls eine volle Heilung nicht möglich ist. Hier handelt es sich, um mit Jaspers zu sprechen, um »Grenzsituationen des Daseins«[55], es sind nicht mehr einfach Betriebsunfälle, die behoben werden können, sondern Situationen, mit denen sich der Mensch als Mensch auseinandersetzen muß. In solcher Lage kann es für den Arzt nicht nur darum gehen, eine Panne zu beseitigen, sondern er muß wirklich versuchen, dem ihm anvertrauten Menschen in seiner existenziellen Not zu helfen. Gewiß wäre es falsch, dem Arzt die Aufgaben des Seelsorgers aufzubürden. Aber wenn es wahr ist, daß es — noch einmal sei Göppinger zitiert — »der ganze Mensch« ist, »um den es geht und den der Arzt vor sich hat«[56], dann ist es auch wahr, daß der Arzt dem ganzen Menschen Rechnung tragen muß und ihn nicht so behandeln darf, als sei er nur ein vitales Wesen.

Diese Sicht gewinnt dem Arztberuf sein Ethos wieder zurück, das ihm unter der Herrschaft des technischen Denkens verloren zu gehen droht. Der Arzt ist mehr als ein Gesundheitsingenieur. Er ist im echten Sinne des Wortes ein Helfer des Menschen. Das setzt aber voraus, daß er seine Aufgabe nicht allein darin sieht, die Gesundheit des Kranken im technischen Sinne wieder zu reparieren. Denn nicht nur darin besteht die salus aegroti. Der Arzt muß vielmehr, jedenfalls in den ernsten Krankheitsfällen, die »Grenzsituationen« für den Kranken bedeuten, auch geistige Hilfe leisten. Das aber wird in aller Regel nur möglich sein, wenn er mit dem Patienten auf dem Boden der Wahrheit verkehrt und wenn er dessen Selbstbestimmungsrecht achtet. Ganz in diesem Sinne betont auch Eberhard Schmidt: »Respekt vor dem Selbstbestimmungsrecht des Patienten gehört zusammen mit der ärztlichen Verschwiegenheit zu den wesentlichen Momenten in der menschlich-sittlichen Beziehung zwischen Arzt und Patient, ohne welche ein Vertrauensverhältnis nicht bestehen kann.«[57] Es ist daher auch völlig zutreffend, wenn Hübner-Drost erklären, die Aufklärungspflicht des Arztes sei streng genommen ein Teil seiner Pflicht zu sachgemäßer Behandlung[58]. Das trifft aber nicht nur in solchen Fällen zu, wie Ebermayer sie schildert, wo von der richtigen Aufklärung

---

[55]) Jaspers, Philosophie, 2. Band, 3. Aufl. 1956, S. 201ff.

[56]) Göppinger, a. a. O. S. 58.

[57]) Eb. Schmidt, Ärztliche Rechtskunde, bei Ponsold, Lehrb. d. gerichtl. Medizin, 2. Aufl. 1957, S. 37.

[58]) Hübner-Drost, a. a. O. S. 33. Daß die Aufklärungspflicht zur Berufspflicht des Arztes gehört, heben auch hervor: BGH, NJW 1956, 1106; BGHZ

der Heilerfolg abhängt, etwa dann, wenn ein an alkoholischer Nervenentzündung Erkrankter nur durch rückhaltlos offene Mitteilung der bevorstehenden Lähmung zur Enthaltsamkeit veranlaßt werden kann[59]). Die Aufklärung und Beratung des Patienten gehört überhaupt zu den Behandlungspflichten des Arztes, auch wenn sie nicht direkt im Dienst des Heilerfolges steht, weil eben vom Arzt grundsätzlich mehr verlangt ist als nur das zum Heilen im technischen Sinne Erforderliche.

Wenn diese Betrachtung der Dinge richtig ist, dann kann kein Zweifel bestehen, daß die personale Selbstbestimmung des Menschen gegenüber Leben, Gesundheit und Wohlergehen grundsätzlich der höhere Wert ist. Das bedeutet nicht, daß bei einer Kollision dieser Güter stets das Selbstbestimmungsrecht im vollen Umfang den Vorrang hätte. Es kommt vielmehr darauf an, welcher Grad der Verletzung des einen oder des anderen Gutes in Frage steht. Bei einer schweren Gefahr für die Gesundheit kann es zulässig sein, das Selbstbestimmungsrecht des Patienten in gewissen Grenzen zu mißachten. So ist anerkannt und nicht zu beanstanden, daß der Arzt aus ernster Sorge für das Wohl des Patienten zu einem Verschweigen des Befundes, also etwa der Krebsdiagnose, berechtigt ist[60]). Auch die christliche Ethik steht auf dem Standpunkt, daß der Arzt nicht gehalten ist, die ganze Wahrheit grausam zu offenbaren, wenn er sieht, daß der Kranke nicht die Kraft hat, sie zu ertragen[61]). Das bedeutet aber nicht, daß der Arzt alles verschweigen darf. Über das Behandlungsrisiko, soweit es überhaupt von Belang ist, wird der Arzt den Patienten wohl immer aufklären müssen, schon deshalb, weil er ja gar nicht wissen kann, ob der Patient bereit ist, sich gerade ihm für eine so riskante Operation anzuvertrauen[62]). Unter keinen Umständen aber ist der Arzt berech-

---

29, 176 (181); BGH, VersR 1954, 99; OLG Stuttgart, NJW 1958, 262f.; Ehrhardt, a. a. O. S. 145; Neidhardt, a. a. O. S. 1098.

[59]) Ebermayer, Der Arzt im Recht, 1930, S. 97f.

[60]) Siehe etwa Eb. Schmidt, bei Ponsold, a. a. O. S. 40f.; Der Arzt im Strafrecht, 1939, S. 105f.; Engisch, Die rechtliche Bedeutung der ärztl. Operation, a. a. O. S. 1527f.; Die rechtliche Beurteilung des ärztlichen Eingriffs, a. a. O. S. 67; Kohlhaas bei Kuhns, a. a. O. S. 149; Goldhahn-Hartmann, a. a. O. S. 36; auch schon Binding, Lehrbuch des Gemeinen Deutschen Strafrechts, Bes. T., 1. Bd., 2. Aufl. 1902, S. 57. Für den Standpunkt der Rechtsprechung grundlegend BGHZ 29, 46 (56f.). Vgl. auch Arthur Kaufmann, in: Die neue Ordnung 1958, S. 192, sowie in: Arzt und Christ 1959, S. 53.

[61]) So Papst Pius XII., Ansprache an Ärzte vom 12. 11. 1944; veröffentlicht in: Kirche und modernes Leben, 2. Bd., 1950, S. 27ff. (32).

[62]) Vgl. Eb. Schmidt, Arzt im Strafrecht, S. 105f.; Bockelmann, NJW 1961, 948; Engisch, Die rechtliche Bedeutung der ärztlichen Operation, a. a. O. S. 1529.

tigt, die Unwahrheit zu sagen, etwa eine sehr gefährliche Operation als völlig harmlos hinzustellen[63]). Es gibt zwar auch Stimmen, die hier von einer Konkurrenz des Gebotes der Wahrhaftigkeit mit dem Gebot der Liebe sprechen[64]) und von dieser Sicht der »fraus pia« in der ärztlichen Praxis ein Recht einräumen wollen[65]). Aber ist denn — von den ethischen Bedenken ganz zu schweigen — die »barmherzige Lüge« wirklich so barmherzig? Die allgemeine Übung der Ärzte, jede Geschwulst als harmlos zu bezeichnen, hat doch dahin geführt, daß kaum mehr jemand eine solche Diagnose glaubt und daß daher Angst und Sorge auch denen nicht erspart bleiben, die in Wirklichkeit keinen Grund dazu hätten. Gewiß, wenn die Geschwulst tatsächlich harmlos war, stellt sich das im Laufe der Zeit heraus — aber so ist es eben auch, wenn sie nicht harmlos war. »Lügen haben kurze Beine.« Die Verniedlichung einer ernsten Krankheit oder einer gefährlichen Operation kann aber auch deshalb nicht zulässig sein, weil dadurch der Kranke gehindert werden könnte, rechtzeitig seine häuslichen und geschäftlichen Angelegenheiten zu ordnen[66]). Wenn Kohlhaas diesem Gesichtspunkt deshalb wenig Bedeutung beimißt, weil angesichts der täglichen Unfalltodserie ohnehin jedermann damit rechnen müßte, plötzlich abberufen zu werden[67]), so ist das eine merkwürdig weltfremde Betrachtungsweise; die Situation eines lebensgefährlich Erkrankten, der vor einer riskanten Operation steht, ist doch eine völlig andere als die eines Autofahrers oder Fußgängers! Insbesondere aber muß gesagt werden, daß für viele Kranke, namentlich für christliche, die geistige Vorbereitung auf den Tod und eventuell der Empfang der Sterbesakramente eine so entscheidend wichtige Rolle spielen, daß kein Arzt, und sei er der überzeugteste Atheist, es auf sein Gewissen nehmen könnte, aus einem völlig falsch verstandenen Mitleid heraus den Ernst der Lage zu verheimlichen[68]).

Aus alledem ergibt sich, daß nur eine wirklich ernsthafte Gefahr für den Heilerfolg ein teilweises Unterlassen der Aufklärung rechtfertigen kann. Würde die Rechtsprechung zulassen, daß schon eine zu besorgende Beeinträchtigung der Stimmung oder des Allgemeinbefindens dem Arzt die Berechtigung gibt, die entsprechenden Tatsachen

---

[63]) Zutreffend Goldhahn-Hartmann, a. a. O. S. 34f., wohl auch Herold, a. a. O. S. 219; unklar Friedrich, a. a. O. S. 384.

[64]) So Ohm, a. a. O. S. 4.

[65]) Siehe bes. Adam, Zum Thema »Die barmherzige Lüge«, a. a. O. S. 1185ff.

[66]) Siehe RGSt 66, 181 (182); Ebermayer, a. a. O. S. 98; Friedrich, a. a. O. S. 330; Herold, a. a. O. S. 218f.; Goldhahn-Hartmann, a. a. O. S. 38.

[67]) Kohlhaas bei Kuhns, a. a. O. S. 148.

[68]) Siehe dazu Pius XII., a. a. O. S. 27ff., insb. 32.

zu verschweigen, so hätte das zur Folge, daß die Aufklärungspflicht bei jeder schweren Krankheit und bei jedem gefährlichen Eingriff mehr oder weniger illusorisch wäre. Das kann nicht rechtens sein. Zutreffend sagt Engisch: »Dazu ist die Belehrung da, den Patienten zur Selbstbestimmung aufzurufen und evtl. auch seiner Angst vor nicht ganz unwahrscheinlichen Schäden Einfluß zu verschaffen.«[69]) Daher kann es auch nicht richtig sein, daß die Aufklärungspflicht deshalb entfällt, weil die Möglichkeit besteht, daß der Kranke, sofern er aufgeklärt wird, die Einwilligung in die Behandlung verweigert. Das hieße ja doch, daß das Selbstbestimmungsrecht des Patienten immer dort, wo es praktisch werden könnte, mißachtet werden darf. Oder anders ausgedrückt: der Arzt brauchte das Selbstbestimmungsrecht nur dann zu beachten, wenn zu erwarten ist, daß sich der Patient seinem Willen beugt. Würde dieser Forderung mancher Ärzte nachgegeben, so wäre damit das Selbstbestimmungsrecht des Patienten zur Farce gemacht.

Natürlich muß man den Standpunkt der Ärzte verstehen. Sie wollen nicht über den Patienten herrschen, sondern sie wollen helfen, wo es ihnen notwendig erscheint. Ist es nicht begreiflich, wenn sich ein Arzt über den Willen eines Patienten hinwegsetzt, sofern dieser ganz unvernünftig, ja halsstarrig erscheint, wie z. B. in dem von Erdsiek erwähnten Fall eines an Darmverschluß erkrankten Industriellen, der sich die lebensrettende Operation verbeten hatte, dann aber mit vollem Erfolg operiert worden ist?[70]) Dennoch: Kann denn der Arzt überhaupt die Verantwortung tragen, gegen den geäußerten oder zu vermutenden Willen des Kranken eine vielleicht nicht ungefährliche Maßnahme durchzuführen? Auch für den Arzt selbst haben ja doch die Aufklärung und die Einwilligung des Patienten eine ganz wichtige Bedeutung: sie nehmen ihm einen Teil der Verantwortung für die Behandlung und ihre Folgen ab[71]). Sehr mit Recht sagt Eberhard Schmidt, daß derjenige, der dem Arzt ein Behandlungsrecht gegen den Willen des Patienten einräumt, ihm dadurch eine Verantwortung aufbürdet, »die gerade auch unter standesethischen Gesichtspunkten gar nicht zu tragen wäre«[72]).

---

[69]) Engisch, Die rechtliche Bedeutung der ärztlichen Operation, a. a. O. S. 1528f.

[70]) Erdsiek, NJW 1959, 809.

[71]) Siehe Engisch, ZStrW 58 (1939), 29ff., 35; Die rechtliche Beurteilung des ärztl. Eingriffs, a. a. O. S. 63; Eb. Schmidt, Arzt im Strafrecht, S. 99; Schwalm, Grenzen der ärztlichen Aufklärungspflicht, S. 20f.; BGHZ 29, 46 (56).

[72]) Eb. Schmidt, bei Ponsold, a. a. O. S. 37. Ebenso Engisch, ZStrW 58, (1939), 31.

Und dann ist es doch auch so, worauf Engisch hinweist, daß das dem Arzt als unvernünftig erscheinende Widerstreben des Patienten sich hinterher als das einzige Richtige herausstellen kann[73]). »Der Instinkt des Patienten für das, was ihm frommt oder nicht frommt, darf als Richtpunkt ärztlichen Handelns nicht außer Acht gelassen werden.«[74]) Schließlich sind ja auch weder der Arzt persönlich noch die medizinische Wissenschaft unfehlbar. Aber selbst wenn vom ärztlichen Standpunkt aus das Verhalten des Patienten unverständlich bleiben muß, können es doch achtenswerte Gründe sein, die ihn bestimmen, eine Operation zu verweigern und dabei möglicherweise eine Verkürzung seines Lebens in Kauf zu nehmen[75]). Man mag es nur schwer begreifen, wie eine dem gebärfähigen Alter entrückte Krebskranke die gegen ihren Willen erfolgte Beseitigung der Gebärmutter beklagen kann (so der Fall des »Myomurteils«[76])), sie selbst empfindet den Verlust dieses Organs vielleicht doch als so schmerzlich, daß ihr Verhalten, wenn auch nicht ärztlich, so doch menschlich verständlich erscheint. In vielen Fällen ist es schließlich auch so, daß Vorteile und Nachteile einer Behandlung gar nicht gegeneinander abgewogen werden können und daß daher die Frage nach dem objektiv richtigen und vernünftigen Verhalten überhaupt nicht gestellt werden kann[77]). Wenn eine vital indizierte Gehirnoperation die Gefahr der körperlichen und geistigen Lähmung mit sich bringt, läßt sich eine objektive Entscheidung darüber, was hier sinnvoll ist, schlechterdings nicht treffen. Aber letzten Endes kommt es auf solche Grenzfälle in unserem Zusammenhang überhaupt nicht an. Selbst wenn die — vielleicht lebensrettende — Behandlung wirklich aus grober Unvernunft und mißbräuchlich verweigert wird, ist der Arzt dennoch an diesen Willensentschluß des Patienten gebunden, und er darf daher auch nicht die Aufklärung deshalb unterlassen, weil eine derartige Weigerung zu befürchten ist. Die Vernünftigkeit und die Heilsamkeit einer ärztlichen Maßnahme sind als solche noch keine ausreichende Legitimation für sie. In diesem Sinne hat schon das Reichsgericht mit Recht ausgeführt: »Daß jemand nach eigener Überzeugung oder nach dem

[73]) Engisch, ZStrW 58 (1939), 30.

[74]) Engisch, Die rechtliche Beurteilung des ärztlichen Eingriffs, a. a. O. S. 63.

[75]) Siehe Eb. Schmidt, bei Ponsold, a. a. O. S. 37; Bockelmann, NJW 1961, 946; BGH St 11, 111 (113f.); BGH Z 29, 46 (54).

[76]) BGHSt 11, 111. Dazu Eb. Schmidt, JR 1958, 226f., aber auch Koffka, Ndschr., 7. Bd., S. 198.

[77]) Vgl. OLG Stuttgart, NJW 1958, 263; auch Engisch, Die rechtliche Beurteilung des ärztlichen Eingriffs, a. a. O. S. 62f.; Grünwald, a. a. O. S. 16.

Urteile seiner Berufsgenossen die Fähigkeit besitzt, das wahre Interesse seines Nächsten besser zu verstehen als dieser selbst, ... gewährt jenem entfernt nicht irgend eine rechtliche Befugnis, nunmehr nach eigenem Ermessen in die Rechtssphäre des anderen einzugreifen, diesem Gewalt anzutun und dessen Körper willkürlich zum Gegenstand gutgemeinter Heilversuche zu benutzen.«[78]) Oder wie Beling es kurz und prägnant ausgedrückt hat: Der Arzt hat keine Vernunfthoheit über den Patienten[79]).

Selbstverständlich gilt das alles nur, wenn die Weigerung des Patienten eine freie und ernsthafte Willensäußerung darstellt. Wenn ein Kranker, dessen Willensfähigkeit durch große Schmerzen oder durch ein Medikament erkennbar stark beeinträchtigt ist, erklärt, lieber sterben zu wollen als operiert zu werden, so ist das für den Arzt zweifellos unbeachtlich. Aber es muß wirklich so sein, daß die Freiheit der Willensbildung durch die physische oder psychische Beeinflussung, wenn nicht gänzlich aufgehoben, so doch erheblich herabgemindert ist. Denn irgendwie ist die Entscheidung eines Patienten, der vor einem folgenschweren und gefährlichen Eingriff steht, immer durch psychische Belastungen getrübt und insofern nie völlig frei. Würde man schon dies als einen beachtlichen Willensmangel ansehen, so hätte das zur Folge, daß in solchen Fällen auch die Einwilligung zur Operation kaum jemals rechtswirksam wäre. Ist aber die Zustimmung zur Operation gültig, obwohl auf dem Patienten ein gewisser seelischer Druck lastet, dann muß dasselbe auch für die Ablehnung der Operation gelten. Man kann nicht sagen, daß ein Patient, der aus Angst vor den Folgen der Weigerung sich mit der Operation einverstanden erklärt, eine rechtswirksame Willenserklärung abgibt, daß dagegen ein Patient, der aus Angst vor den Folgen der Operation sich nicht mit ihr einverstanden erklärt, keinen rechtlich erheblichen Willen äußert. In beiden Fällen muß gleich entschieden werden. Auf die Frage, ob die Erklärung des Patienten dem Arzt vernünftig erscheint, darf es nicht ankommen.

Natürlich wird der Arzt einem Patienten, der sich weigert, in die angezeigt erscheinende Maßnahme einzuwilligen, den ganzen Ernst der Lage vor Augen stellen und ihn eindringlich über die möglichen Folgen

---

[78]) RGSt. 25, 375 (378). Ebenso BGH St. 11, 111 (114). Siehe auch Bockelmann, NJW 1961, 946; Ebermayer, a. a. O. S. 154; Erdsiek, a. a. O. S. 808; Heimberger, Festgabe f. Frank, Bd. I, 1930, S. 406, und Vergleichende Darstellung des deutschen und ausländ. Strafrechts, Allg. T., Bd. IV, 1908, S. 49. A. A. teilweise Sauer, GS 113 (1939), 79ff., 115: einem »völlig verworrenen oder verbohrten Willen« brauche der Arzt nicht zu folgen.

[79]) Beling, ZStrW 44 (1924), 239.

seines Verhaltens aufklären[80]). Nicht unbedenklich ist in dieser Hinsicht aber eine Entscheidung des **Bundesgerichtshofs**, die sich nur schwer mit der sonstigen Rechtsprechung zur eigenmächtigen Heilbehandlung vereinbaren läßt. Bei der Patientin war mit ihrer Zustimmung eine bestimmte Wurmkur durchgeführt worden, die sie jedoch nicht vertrug. Der Arzt riet dringend, sofort ein Abführmittel einzunehmen, was die Patientin aber ablehnte. Die Folge war, daß sie einen dauerhaften Gesundheitsschaden davontrug. Der **Bundesgerichtshof** erklärte, die Unterlassung der Verabfolgung des Gegenmittels sei nur dann nicht rechtswidrig gewesen, wenn die Patientin die Einnahme des Medikaments ernstlich verweigert habe. Dabei habe der Arzt nicht einfach vor dem Willen der Patientin kapitulieren dürfen, sondern er sei verpflichtet gewesen, durch intensivste Aufklärung ihren Widerstand zu brechen und ihr, sofern sie nicht mehr bei vollem Bewußtsein gewesen sein sollte, das Mittel trotz Sträubens, notfalls mit Gewalt, zu verabfolgen[81]). Es ist natürlich zu berücksichtigen, daß hier insofern ein Sonderfall vorlag, als die Weigerung der Patientin eine Einzelmaßnahme innerhalb einer an sich mit Zustimmung durchgeführten Behandlung betraf. Dennoch schießt der **Bundesgerichtshof** übers Ziel hinaus, wenn er in solcher Situation von den Ärzten verlangt, sie müßten alles versuchen, um den Widerstand des Patienten zu brechen, und unter Umständen sogar Gewalt anwenden[82]). Hat der Arzt den Patienten über die Folgen der Weigerung aufgeklärt, so hat er das seinerseits Erforderliche getan und trägt keine Verantwortung dafür, wenn der Patient bei seinem Willen beharrt, sich nicht behandeln zu lassen.

Nun muß noch einem Einwand gegen die hier vertretene Auffassung Rechnung getragen werden, der besonders in der neuesten Diskussion eine gewisse Rolle spielt, dem Einwand nämlich, daß der Arzt sich zumindest dann über den Willen des Patienten hinwegsetzen dürfe oder sogar müsse, wenn dieser Wille gleichsam ein **selbstmörderischer** sei. In diesem Sinne hat schon **Beling** gesagt: »Nicht rechtswidrig ist die das Leben rettende Operation, wenn ohne sie der Tod des Individuums unausbleiblich gewesen wäre, und zwar selbst bei bestimmtem ausdrücklichem Widerspruch des Operierten. Das ergibt sich daraus, daß nach geltendem Recht der Wille des Menschen, sterben zu wollen, für andere unbeachtlich ist.«[83]) Nun

---

80) S. Eb. **Schmidt**, MSchrKrim 33 (1942), 96; **Göppinger**, a.a.O. S. 94.

81) BGH, VersR 1954, 98 ff.

82) Gegen den BGH auch **Friedrich**, a. a. O. S. 380, und wohl auch **Ohm**, a. a. O. S. 4.

83) **Beling**, a. a. O. S. 236.

entspricht die ärztliche Verhinderung von Selbstmordversuchen, bei der es meist nicht ohne Zwang abgeht, in der Tat allgemein geübter Praxis. Die Berechtigung hierzu wird meist damit begründet, daß der Selbstmord gegen das Sittengesetz verstoße, die Verhinderung unsittlichen Verhaltens aber nicht rechtswidrig sei[84]). Das erstere ist sicher richtig, der Selbstmord ist unsittlich. Aber kann man sagen, daß jedermann berechtigt sei, unsittliches Verhalten eines anderen zu verhindern, notfalls sogar mit Gewalt? Das wäre, jedenfalls als allgemeingültiger Grundsatz, kaum erträglich. Wie Gallas gezeigt hat, ist der wahre Grund für die Berechtigung der ärztlichen Behandlung des Selbstmordkandidaten auch woanders zu suchen, und zwar liegt er darin, daß in der Mehrzahl der Fälle der von dem Arzt ausgeübte Zwang »nicht eigentlich als Willensvergewaltigung, sondern als der Versuch erscheint, den Lebensmüden vor den Konsequenzen einer abnormen seelischen Situation zu schützen«[85]). Wenn dagegen — auch darin ist Gallas zu folgen — der Arzt sich einem klaren, wohl überlegten und unumstößlichen Entschluß des Lebensmüden gegenübersieht, kann er sich nicht mehr als Helfer fühlen; greift er dennoch ein, so überschreitet er die Grenzen einer erlaubten Nötigung. So aber liegt es in aller Regel auch bei dem die lebensrettende Operation verweigernden Patienten; die Mißachtung seines Selbstbestimmungsrechtes läßt sich daher, entgegen der Meinung von Göppinger und Schwalm[86]), nicht mit der selbstmörderischen Absicht als solcher begründen. Nur wo die Verweigerung der Behandlung auf einer die Entschließungsfreiheit beeinträchtigenden seelischen Verfassung beruht, liegt eine Parallele zum Normalfall des Suicidpatienten vor. Es muß aber davor gewarnt werden, daß der Arzt einfach aus der Tatsache der Weigerung auf eine abnorme psychische Verfassung schließt; das würde nur wieder bedeuten, daß er sich eben doch eine Vernunfthoheit über den Patienten anmaßt.

Allerdings muß gesagt werden, daß die Rechtsprechung in der Frage des Selbstmords einen z. T. erheblich abweichenden Standpunkt einnimmt. Nach der vieldiskutierten Entscheidung des Großen

---

[84]) Vgl. z. B. schon Kahl, ZStrW 29 (1909), 365. Neuerdings vor allem BGHSt 6, 147 (153). Vgl. auch Schwalm, Grenzen der ärztlichen Aufklärungspflicht, S. 29.

[85]) Gallas, JZ 1960, 655. Ganz ähnlich auch schon Heimberger, Vergl. Darstellung, a. a. O. S. 49f.

[86]) Göppinger, a. a. O. S. 95f.; Schwalm, Bayr. Ärzteblatt, 1960, 150 (These 15); Grenzen der ärztlichen Aufklärungspflicht, S. 29 (eingeschränkt auf die Fälle, in denen die Krankheit einen Unglücksfall im Sinne des § 330c StGB darstellt). — Bedenken gegen diese Auffassung äußert auch Niese, Festschr. f. Eb. Schmidt, 1961, S. 375.

Strafsenats des Bundesgerichtshofs vom Jahre 1954 macht sich jedermann wegen unterlassener Hilfeleistung nach § 330c StGB strafbar, der sich nicht nach Kräften bemüht, einen Selbstmord, dessen Zeuge er wird, zu verhindern[87]). Von hier aus wird dann allerdings verständlich, wenn Göppinger demgegenüber bemerkt: »Es wird dem Arzt und nicht nur ihm, sondern wohl jedem rechtlich empfindenden Menschen nicht begreiflich sein, daß sich jemand strafbar macht, weil er den Willen des Selbstmörders respektiert und ihn sterben läßt und daß sich der Arzt ebenso strafbar macht, weil er den gegen jede Hilfe gerichteten Willen des lebensgefährlich Kranken nicht respektiert und ihn nicht sterben läßt.«[88]) Nun ist freilich der Beschluß des Großen Strafsenats im Schrifttum überwiegend auf Widerspruch gestoßen, und das mit Recht[89]). Der auf Grund freier, unbeeinflußter Entscheidung herbeigeführte Selbstmordversuch ist zumindest solange, wie der Lebensmüde noch Herr der Situation ist, schon begrifflich kein Unglücksfall im Sinne des § 330c StGB. Denn nur ein Ereignis, das fremde Hilfe erforderlich macht, kann ein die Hilfeleistungspflicht begründender Unglücksfall sein; der Lebensmüde, der den Geschehensablauf noch in der Hand hat, ist aber auf fremde Hilfe nicht angewiesen, denn er kann sich selbst helfen, wenn er will. Freilich wird diese Interpretation die Bedenken der Ärzte kaum beschwichtigen, solange der Bundesgerichtshof an der geschilderten Auffassung festhält. Indessen scheint mir der der Rechtsprechung vorgeworfene Widerspruch doch nicht so groß zu sein, wie er bisweilen hingestellt wird. Zwischen dem echten Selbstmord und der Verweigerung einer lebensrettenden Behandlung besteht doch ein ganz erheblicher Unterschied, und zwar sowohl in tatsächlicher wie in sittlicher Hinsicht. Denn es ist nun einmal, wie Engisch ganz richtig feststellt, nicht dasselbe, »ob jemand aktiv Hand an sich legt oder auch durch geflissentliche Unterlassung (Selbstaushungerung!) seinem Leben ein Ende zu machen trachtet, oder ob jemand eine Krankheit nicht in bestimmter Weise behandelt haben möchte, sondern lieber dem Schicksal seinen Lauf läßt«[90]). Daher ist es eben doch grundsätz-

[87]) BGH St 6, 147.

[88]) Göppinger, a. a. O. S. 95. Eingehend zu dieser Problematik Engisch, Die rechtliche Beurteilung des ärztlichen Eingriffs, a. a. O. insb. S. 47ff., 63ff. Siehe auch Bockelmann, NJW 1961, 950.

[89]) Siehe etwa Kohlrausch-Lange, StGB, 43. Aufl. 1961, Anm. II zu § 330c (S. 671); Schönke-Schröder, StGB, 10. Aufl. 1961, Anm. II, 1 zu § 330c (S. 1219); Welzel, Strafrecht, 7. Aufl. 1960, S. 401. Grundsätzlich Gallas, JZ 1960, 691 (mit weiteren Nachweisen).

[90]) Engisch, ZStrW 58 (1939), 24. Vgl. auch Grünwald, a. a. O. S. 38f., und Bockelmann, NJW 1961, 950. — Die Feststellung von Erdsiek, a. a. O.

lich verfehlt, aus der Zulässigkeit der Verhinderung eines Selbstmordes auf ein Recht zur eigenmächtigen Heilbehandlung im Falle der Verweigerung einer lebensrettenden Operation zu schließen.

V.

Im folgenden sollen noch einige weitere Fragen und Probleme der eigenmächtigen Heilbehandlung, insbesondere auch ihre rechtliche Beurteilung de lege lata und de lege ferenda erörtert werden. Dabei verstehen wir den Begriff der Heilbehandlung in dem Sinne, wie er jetzt in § 161 des Entwurfs eines Strafgesetzbuches von 1960 (E 1960) definiert ist: Heilbehandlung sind »Eingriffe und andere Behandlungen, die nach den Erkenntnissen und Erfahrungen der Heilkunde und den Grundsätzen eines gewissenhaften Arztes zu dem Zwecke erforderlich sind und vorgenommen werden, Krankheiten oder Leiden zu verhüten, zu erkennen, zu heilen oder zu lindern«. Es braucht keine Krankheit im medizinischen Sinne vorzuliegen; auch Übel ohne Krankheitscharakter wie z. B. Schielen, körperliche Mißbildungen und Entstellungen gehören in diesen Zusammenhang[91]). Dagegen sind keine Heilbehandlung die rein kosmetische Operation[92]), die Sterilisation und Kastration, Eingriffe zu experimentellen Zwecken sowie Transfusionen und Transplantationen, soweit sie nicht den Patienten, sondern den »Dritten« betreffen. Solche Eingriffe stellen unzweifelhaft tatbestandsmäßige Körperverletzungen dar, die allerdings, sofern sie nicht gegen die guten Sitten verstoßen, durch die erfolgte Einwilligung gerechtfertigt sein können (§ 226a StGB). Keine Heilbehandlung ist schließlich die Schwangerschaftsunterbrechung oder Perforation aus medizinischer Indikation, weil sie zwar dem Schutz des mütterlichen Lebens dient, aber das werdende Leben vernichtet[93]). Das Problem der eigenmächtigen Schwangerschaftsunterbrechung liegt jedoch dem der eigenmächtigen Heilbehandlung in den wesentlichen Punkten parallel.

S. 809: »Der Selbstmörder will seinen Tod, der trotz Lebensgefahr den Eingriff verweigernde Patient hofft immer noch auf seine Rettung«, muß nicht unbedingt zutreffen.

[91]) Siehe Begründung zum E 1960, S. 280.

[92]) A. A. entgegen der ganz herrschenden Meinung Engisch, ZStrW 58 (1939), 2; Die rechtliche Bedeutung der ärztl. Operation, a. a. O. S. 1522; Maurach, Deutsches Strafrecht, Bes. T., 3. Aufl. 1959, S. 74; Sauer, GS 113 (1939), 100.

[93]) So auch Heimberger, Festgabe f. Frank, Bd. I, 1930, S. 407; Schwalm, Grenzen der ärztlichen Aufklärungspflicht, S. 20; Ndschr., 7. Bd., S. 189; Begründung zum E 1960, S. 274.

In der Frage der rechtlichen Beurteilung der ärztlichen Heilbehandlung besteht bekanntlich seit langem eine erhebliche Divergenz zwischen der Auffassung der Gerichte und derjenigen des Schrifttums. Nach ständiger Rechtsprechung des Reichsgerichts und des Bundesgerichtshofs in Straf- und Zivilsachen erfüllt jede Heilbehandlung, auch die kunstgerecht vorgenommene und geglückte, den Tatbestand der Körperverletzung, deren Rechtswidrigkeit nur durch die Einwilligung oder die mutmaßliche Einwilligung ausgeschlossen werden kann[94]. In der juristischen Literatur — erst recht natürlich in der ärztlichen — wird dieser Standpunkt fast ausnahmslos abgelehnt[95]. Schon Binding hat den Vergleich der Tätigkeit des Chirurgen mit der des Messerhelden mit Entrüstung zurückgewiesen und dazu erklärt: »Von jeher hat das Wundenheilen den löblichen Gegensatz zum Wundenschlagen gebildet. Die ärztliche Tätigkeit ward stets als Ganzes betrachtet und der fatale Teil einfach von der Heilbehandlung konsumiert. Die angemessene Aktion des Arztes bildet nach Volks- und Rechts-Anschauung in der Tat keine Unterart der Gesundheitsverletzung, sondern ihr Gegenteil: sie ist grundsätzlich Gesundheitsmehrung.«[96] Diese Auffassung hat sich im wesentlichen durchgesetzt. In Details besteht aber nach wie vor Streit. Insbesondere ist noch ungeklärt, ob der indizierte und lege artis durchgeführte Heileingriff nur dann nicht den Tatbestand der Körperverletzung erfüllt, wenn er geglückt ist, oder ob das auch für den ordnungsgemäß vorgenommenen, aber mißglückten Eingriff gelten soll. Gewichtige Stimmen haben sich dahin ausgesprochen, daß eine Heilbehandlung, die nach den Grundsätzen der medizinischen Wissenschaft angezeigt war und entsprechend durchgeführt wurde, selbst bei schlimmem Ausgang keine Körperverletzung darstellt, ja sogar im Todesfalle soll der Tatbestand der Tötung nicht gegeben sein[97]. Die Begründung dafür ist freilich

---

[94]) Siehe etwa RGSt. 25, 375; 38, 34; 74, 91; RG, DR 1942, 333; 1943, 579; RGZ 68, 431; 151, 349; 163, 129; 168, 206; BGH St. 11, 111; 12, 379; BGHZ 29, 33; 29, 176; BGH, NJW 1956, 1106; BGH, JZ 1959, 773 = NJW 1959, 2299.

[95]) Unterstützung findet die Rechtsprechung noch bei Wegner, Strafrecht, Allg. T., 1951, S. 114ff.; Sauer, Allg. Strafrechtslehre, 3. Aufl. 1955, S. 139, sowie GS 113 (1939), 79ff.; Baumann, NJW 1958, 2092ff.; Kohlhaas, Die Medizinische 1959, 1127ff. Zurückhaltend Schwarz-Dreher, StGB, 23. Aufl. 1961, Anm. 3 B zu § 223 (S. 599f.).

[96]) Binding, a. a. O. S. 56. Aus dem älteren Schrifttum vgl. etwa noch Kahl, a. a. O. S. 368f.; Heimberger, Vergl. Darst., a. a. O. S. 47ff.; Beling, ZStrW 44 (1924), 220ff.; Ebermayer, a. a. O. S. 148ff.; Frank, StGB, 18. Aufl. 1931, Anm. II, 3 vor § 223 (S. 477ff. mit weiteren Nachweisen). Bahnbrechend Stooß, Z. f. Schweizer. StrR 6 (1893), 54.

[97]) So insb. Engisch, ZStrW 58 (1939), 1ff.; MSchrKrim 30 (1939), 417ff.; Die rechtliche Bedeutung der ärztlichen Operation, a. a. O. S. 1535ff.; Die

ganz unterschiedlich; darauf kann hier aber nicht eingegangen werden. Auf der anderen Seite stehen diejenigen Autoren, die nur beim geglückten Heileingriff die Subsumierbarkeit unter die Tatbestände der §§ 223 ff. StGB verneinen, beim mißglückten dagegen eine Körperverletzung bzw. eine Tötung annehmen[98]. Eine Sonderstellung nimmt die Auffassung Maurachs ein. Nach ihm ist der sachgemäße und erfolgreiche Eingriff keine Körperverletzung; der erfolglos gebliebene sachgemäße Eingriff dagegen ist nicht nur tatbestandsmäßig im Sinne der §§ 223 ff. StGB, sondern auch rechtswidrig; bei Innehaltung des verkehrsüblichen Risikos fehlt aber die Tatverantwortung des Handelnden[99].

Die richtige Lösung ergibt sich, wenn man im Sinne der modernen Lehre zwischen einem engeren und einem weiteren Tatbestandsbegriff unterscheidet, wobei wir den ersteren Deliktstypus, den letzteren Unrechtstatbestand nennen[100]. Der Deliktstypus enthält, wie der Name sagt, nur diejenigen Merkmale, die den Typus der jeweiligen Deliktsart bestimmen. Der Unrechtstatbestand dagegen ist der Inbegriff aller Voraussetzungen, von denen das Unrecht einer Tat abhängt. Bei der erfolgreichen Heilbehandlung ist schon der Deliktstypus einer Körperverletzung zu verneinen; sie ist keine »Gesundheitsbeschädigung«, weil sie die Gesundheit wiederherstellt, und sie ist keine »körperliche Mißhandlung«, weil sie keine üble, unangemessene Behandlung des Körpers darstellt. Dabei spielt es, wie Bockelmann zutreffend bemerkt, keine Rolle, ob die Behandlung lege artis erfolgt ist oder nicht[101]. Wenn der Arzt mehr wagte als ein »gewissenhafter

---

rechtliche Beurteilung des ärztlichen Eingriffs, a. a. O. S. 55 ff., 61 ff., und Eb. Schmidt, Arzt im Strafrecht, S. 69 ff.; bei Ponsold, a. a. O. S. 33 ff.; MschrKrim 33 (1942), 88 ff.; JR 1958, 226 ff.; Ärztl. Mitteilungen — Deutsches Ärzteblatt 1959, 514 ff.; Ndschr., 7. Bd., S. 127. Sodann: Welzel, a. a. O. S. 251; Schönke-Schröder, Anm. V, 5 zu § 223 (S. 858 ff.); Mezger, Strafrecht, Bes. T., 7. Aufl. 1960, S. 44 ff.; Gallas, ZStrW 67 (1955), 21; wohl auch Kohlrausch-Lange, Anm. III zu § 223 (S. 497 ff.), und Bockelmann, NJW 1961, 946 f.

[98]) So Schaefer, Lpz. Komm. z. StGB, 2. Bd., 8. Aufl. 1958, Anm. III, 2 zu § 223 (S. 248 f.); H. Mayer, Strafrecht, 1953, S. 170 f.; Frank, a. a. O. S. 478; Liszt-Schmidt, Lehrb. d. deutschen Strafrechts, 26. Aufl. 1932, S. 214 f.; Koffka, Ndschr., 7. Bd., S. 128, 197; Schafheutle, ebenda S. 126. Früher auch Welzel, Strafrecht, 5. Aufl. 1956, S. 227, und Mezger, Strafrecht, Lehrbuch, 3. Aufl. 1949, S. 243 f.

[99]) Maurach, Strafrecht, Bes. T., S. 71 ff.; Zeitschr. f. d. ges. Arztrecht, 1952, 135 ff.

[100]) Siehe dazu Arthur Kaufmann, JZ 1956, 353 ff. Dort wurde der Unrechtstatbestand (manche sprechen vom Gesamttatbestand) auch Verbotsmaterie genannt. Der Begriff der Verbotsmaterie ist jedoch Mißverständnissen ausgesetzt, da Welzel ihn im Sinne des Deliktstypus verwendet.

[101]) Bockelmann, Ndschr., 7. Bd., S. 191. Ebenso Welzel, ebenda S. 192.

Arzt« gewagt hätte, dabei aber Erfolg hatte, so ist das nicht deswegen eine Körperverletzung, weil er sich nicht an die anerkannten Regeln gehalten hat[102]). Insofern ist § 161 E 1960 zu eng. Ist der kunstgerecht durchgeführte Eingriff dagegen ganz oder teilweise mißlungen, d. h. ist der Heilerfolg überhaupt nicht erreicht worden oder haben sich schädliche Nebenwirkungen eingestellt, so kann nicht geleugnet werden, daß der Deliktstypus der Körperverletzung oder, bei tödlichem Ausgang, der Deliktstypus der Tötung gegeben ist. Wenn, wie in einem vom OLG Stuttgart entschiedenen Fall, eine Ohrenoperation dazu führt, daß das Ohr taub wird, daß eine Lähmung der Gesichtsnerven eintritt, daß der Mund verschoben wird, daß das eine Auge nicht mehr geschlossen werden kann und daß der Patient an Schwindel leidet[103]), dann ist das dem Typus nach ganz unzweifelhaft eine Körperverletzung, ungeachtet dessen, daß dem Arzt kein Fehler unterlaufen ist. Der Umstand indessen, daß der Eingriff indiziert war und kunstgerecht durchgeführt wurde, bedeutet, daß der Mißerfolg im Rahmen des — ex ante zu beurteilenden — erlaubten Risikos liegt oder, was dasselbe bedeutet, daß die Handlung des Arztes sozialadäquat ist[104]). Daß aber die soziale Adäquanz — und damit das erlaubte Risiko, das einen Sonderfall der sozialen Adäquanz bildet[105]) — nicht erst für die Frage der Rechtswidrigkeit relevant wird, sondern schon den Unrechtstatbestand ausschließt, hat neuerdings Schaffstein wieder mit aller Klarheit bewiesen[106]).

Demnach kommen wir zu dem Ergebnis, daß die ärztliche Heilbehandlung ohne Rücksicht auf die Einwilligung des Patienten keine Körperverletzung darstellt, entweder schon nicht dem Deliktstypus nach oder wenigstens nicht im Hinblick auf den Unrechtstatbestand. Das heißt mit anderen Worten: die eigenmächtige Heilbehandlung als solche ist also keine Körperverletzung. Sie ist vielmehr ein Delikt gegen die freie Willensbestimmung des Menschen und kann daher als Nötigung oder als Freiheitsberaubung strafbar sein. Das darf heute wohl als die herrschende Meinung gelten[107]). Allerdings

[102]) So auch Kohlrausch, ZStrW 52 (1932), 389f.

[103]) OLG Stuttgart, NJW 1958, 262.

[104]) Vgl. Schaefer, Lpz. Komm. a. a. O. S. 248f.; Niese, a. a. O. S. 369f.; Klug, Festschr. f. Eb. Schmidt, 1961, S. 262; Engisch, MSchrKrim 30 (1939), 420, 424; Die rechtliche Beurteilung des ärztl. Eingriffs, a. a. O. S. 68f.; Eb. Schmidt, JZ 1954, 369ff., 372; bei Ponsold, a. a. O. S. 36; Gallas, ZStrW 67 (1955), 21f.; Ndschr., 7. Bd., S. 129f., Koffka, Ndschr., 7. Bd., S. 197; Bockelmann, ebenda S. 198; Kohlhaas bei Kuhns, a. a. O. S. 412.

[105]) Welzel, ZStrW 58 (1939), 518ff.

[106]) Schaffstein, ZStrW 72 (1960), 369ff.

[107]) Siehe etwa Eb. Schmidt, Arzt im Strafrecht, S. 91, 110ff.; bei Ponsold, a. a. O. S. 36; JR 1958, 226; Engisch, ZStrW 58 (1959), 3f., 35; Die

muß gesagt werden, daß die §§ 239, 240 StGB nur einen kleinen Teil der strafwürdigen Fälle eigenmächtiger Heilbehandlung erfassen, so daß de lege lata hier eine empfindliche Lücke besteht. Das dürfte auch der eigentliche Grund dafür sein, daß die Rechtsprechung allem Widerspruch zum Trotz daran festgehalten hat, die eigenmächtige Heilbehandlung als Körperverletzung zu bestrafen, wobei dann freilich auch die Tatbestände der gefährlichen und der schweren Körperverletzung sowie der Körperverletzung mit Todesfolge in Sicht kommen. In dem schon erwähnten Fall der tödlich verlaufenen eigenmächtigen Blinddarmoperation an einem jungen Mädchen hat der Bundesgerichtshof der Vorinstanz in der Tat auch zu bedenken gegeben, ob der Arzt nicht wegen Körperverletzung mit Todesfolge bestraft werden müsse[108]). Allerdings liegt dieser Fall insofern besonders, als die Operation im streng medizinischen Sinne überhaupt nicht indiziert war, also eigentlich keine Heilbehandlung darstellte. Davon abgesehen muß aber die Rechtsprechung zur eigenmächtigen Heilbehandlung ganz entschieden abgelehnt werden, da sie gegen den Grundsatz »nullum crimen sine lege« verstößt[109]). Sie kann daher auch nicht damit gerechtfertigt werden, daß sie zur Schließung einer Lücke im Strafgesetzbuch notwendig sei und daß der Arzt durch sie ja gar nicht beschwert werde[110]). Die einzig richtige Haltung der Gerichte wäre gewesen, in den fraglichen Fällen trotz bestehender Strafwürdigkeit freizusprechen und dadurch den Gesetzgeber zur Schließung der Lücke zu zwingen. Hätte das Reichsgericht von Anfang an in dieser Weise judiziert, so wäre der so dringend notwendige Tatbestand der eigenmächtigen Heilbehandlung längst in unser Strafgesetzbuch aufgenommen worden.

---

rechtliche Bedeutung der ärztl. Operation, a. a. O. S. 1536, 1538; Irrtümer und Fehler des Chirurgen, a. a. O. S. 431f., 440; Mezger, Strafrecht, Lehrbuch, S. 244; Strafrecht, Allg. T., Studienb., 9. Aufl. 1960, S. 130; Kohlrausch-Lange, Anm. III B zu § 223 (S. 500); H. Mayer, a. a. O. S. 170; Welzel, Strafrecht, S. 251. Früher schon Binding, a. a. O. S. 57; Beling, a. a. O. S. 231; Kahl, a. a. O. S. 364; Heimberger, Vergl. Darst. a. a. O. S. 57ff. — Gegen diese Auffassung neuestens Schönke-Schröder, Anm. V, 4 zu § 223 (S. 859) entgegen der Vorauflage (9. Aufl. 1959), Anm. V, 1 zu § 223 (S. 818) und Anm. III, 4 zu § 240 (S. 856f.); auch Schröder, NJW 1961, 952f., und Baumann, NJW 1958, 2092ff.

[108]) BGHSt. 12, 379. Siehe dazu Kohlhaas, Die Medizinische 1959, 1127ff.; Niese, a. a. O. S. 381f.; Bosch, FamRZ 1959, 160.

[109]) Ebenso Eb. Schmidt, JR 1958, 226; bei Ponsold, a. a. O. S. 36; Niese, a. a. O. S. 365; Lange, Ndschr., 7. Bd., S. 195.

[110]) Vgl. jedoch Maurach, Zeitschr. f. d. ges. Arztrecht 1952, 137; Jescheck, Ndschr., 7. Bd., S. 194; Schwalm, Grenzen der ärztlichen Aufklärungspflicht, S. 22; MDR 1960, 723.

Der Entwurf 1960 hat — im Anschluß an frühere Vorbilder[111]) — das Problem der eigenmächtigen Heilbehandlung grundsätzlich im Sinne der hier vertretenen Auffassung gelöst. In § 161 ist bestimmt, daß die Heilbehandlung in dem bereits definierten Sinne nicht als Körperverletzung strafbar ist. Welche rechtliche Bedeutung die Straflosigkeit hat, ob also ein Ausschluß der Tatbestandsmäßigkeit oder nur der Rechtswidrigkeit anzunehmen ist, wird bewußt offen gelassen[112]). Durch die Formulierung, daß die Heilbehandlung nur dann nicht als Körperverletzung strafbar ist, wenn sie den »Grundsätzen eines gewissenhaften Arztes« entspricht, soll, wie es in der Begründung heißt, »die Rechtsprechung in die Lage versetzt werden, bestimmte schwerwiegende Behandlungsarten nur bei Einwilligung des Patienten als Heilbehandlung anzuerkennen, dann nämlich, wenn die ärztliche Standesethik die betreffenden Behandlungsarten nur mit Einwilligung des Patienten als kunstgerecht ansieht«[113]). Das entspricht der Vorstellung mehrerer Mitglieder der Großen Strafrechtskommission[114]). Nun dürfte es in der Tat richtig sein, daß es Fälle gibt, in denen die Einwilligung des Patienten zu seiner Behandlung nicht nur erforderlich ist, um sein Selbstbestimmungsrecht zu wahren, sondern auch schon aus gesundheitlichen Gründen angezeigt ist[115]). Aber es dürfte unmöglich sein, diese Fälle von den anderen, in denen die Einwilligung medizinisch bedeutungslos ist, auch nur einigermaßen zuverlässig abzugrenzen. Daher erscheint im Ergebnis doch wohl die Lösung Bockelmanns, wonach das Fehlen der Einwilligung als solches niemals den Tatbestand der Körperverletzung begründen kann[116]),

---

[111]) Zur eigenmächtigen Heilbehandlung in den früheren Entwürfen vgl. Eb. Schmidt, Arzt im Strafrecht, S. 117ff.; Kohlrausch-Lange, Anm. III zu § 223 (S. 497ff.); Engisch, Die rechtliche Bedeutung der ärztlichen Operation, a. a. O. S. 1536ff.; Die rechtliche Beurteilung des ärztl. Eingriffs, a. a. O. S. 57, 67. Heimberger, Festg. f. Frank, Bd. I, 1930, S. 402ff.; Vergl. Darst., a. a. O. S. 37ff.; Liszt-Schmidt, a. a. O. S. 216.

[112]) Siehe Begründung zum E 1960, S. 274, 280.

[113]) Begründung zum E 1960, S. 281. Siehe dazu auch Niese, a. a. O. S. 366f.

[114]) Siehe insbes. Koffka, Ndschr., 7. Bd., S. 197; auch Baldus, ebenda S. 196, 200; Rehs, ebenda, S. 198; Schafheutle, ebenda S. 199; Jescheck, ebenda S. 218.

[115]) So auch Engisch, Die rechtliche Beurteilung des ärztlichen Eingriffs, a. a. O. S. 59f. Vgl. ferner Niethammer, Lehrb. des Bes. Teils des Strafrechts, 1950, S. 143f.: Der nach den Regeln der ärztlichen Kunst im Einverständnis des Patienten vorgenommene Eingriff sei keine tatbestandliche Körperverletzung, der ohne Einwilligung durchgeführte Eingriff dagegen sei Körperverletzung, auch dann, wenn er kunstgerecht erfolgt ist. Siehe auch Schönke-Schröder, Anm. V, 4 zu § 223 (S. 859), und Schröder, NJW 1961, 953.

als die bessere. Wie dem aber auch sei, der § 161 E 1960 sollte auf jeden Fall gestrichen werden, denn er ist ja, wie schon in anderem Zusammenhang erwähnt wurde, auch aus einem weiteren Grunde zu beanstanden; davon abgesehen besteht für eine solche Vorschrift nach Schaffung eines besonderen Tatbestandes der eigenmächtigen Heilbehandlung überhaupt kein sachlicher Anlaß[117]).

Einen solchen Tatbestand der eigenmächtigen Heilbehandlung enthält der Entwurf — parallel zum Tatbestand der eigenmächtigen Schwangerschaftsunterbrechung (§ 159) — in § 162. Absatz I hat folgenden Wortlaut: »Wer an einem anderen ohne dessen Einwilligung einen Eingriff oder eine andere Behandlung zu dem Zwecke vornimmt, Krankheiten oder Leiden zu verhüten, zu erkennen, zu heilen oder zu lindern, wird mit Gefängnis bis zu drei Jahren oder mit Strafhaft bestraft.« Zu dieser Formulierung ist nichts weiter zu bemerken. Allerdings sollte der Tatbestand der eigenmächtigen Heilbehandlung seinen systematischen Standort im fünften Titel unter den Straftaten gegen die persönliche Freiheit finden[118]); überhaupt ist es verfehlt, die ärztlichen Eingriffe und die Heilbehandlung in einem besonderen Titel zusammenzufassen.

Problematisch sind die Grenzen des Tatbestandes der eigenmächtigen Heilbehandlung, d. h. die Fälle, in denen der Arzt ausnahmsweise ohne Einwilligung des Patienten handeln darf. Unstreitig ergibt sich eine solche Befugnis nicht aus einem allgemeinen ärztlichen Behandlungs- oder Berufsrecht, für das während der Diktatur einmal einige Stimmen laut geworden sind[119]), das aber jetzt wohl einhellig als eine Verirrung erkannt ist[120]). Keiner weiteren Erörterung bedürftig sind die Fälle, in denen sich das Recht oder sogar die Pflicht des Arztes zur zwangsweisen Behandlung aus dem Gesetz ergibt, etwa aus dem Soldatengesetz (§ 17 Abs. IV), der Strafprozeßordnung (§§ 81a, 81c) oder den Vorschriften zur Bekämpfung bestimmter

---

[116]) Bockelmann, Ndschr., 7. Bd., S. 198, 217, 367.

[117]) So auch Bockelmann, Jescheck, Gallas, Fränkel, Dreher und Koffka, Ndschr., 7. Bd., S. 191 ff. Bedenken gegen § 161 E 1960 auch bei Schröder, NJW 1961, 953 ff. Für diese Bestimmung jedoch Engisch, Die rechtliche Beurteilung des ärztlichen Eingriffs, a. a. O. S. 70.

[118]) Ebenso Fritz, Ndschr., 7. Bd., S. 193; Geerds, ZStrW 72 (1960), 61; schon früher Heimberger, Festg. f. Frank, Bd. I, 1930, S. 69.

[119]) z. B. Kallfelz, JW 1936, 3114; Lohmann, DJZ 1936, 1481; Hofmann, DR 1936, 502.

[120]) Siehe etwa Maurach, Strafrecht, Bes. T., S. 72; H. Mayer, a. a. O. S. 171; Kohlrausch-Lange, Anm. III B c zu § 223 (S. 501); Eb. Schmidt, MSchrKrim 33 (1942), 97; Engisch, ZStrW 58 (1939), 21 ff.; Goldhahn-Hartmann, a. a. O. S. 33; Erdsiek, a. a. O. S. 807; RGSt 25, 375 (387 ff.); RGZ 168, 206 (210); BGHZ 29, 46 (49).

Infektionskrankheiten (z. B. § 17 Geschlechtskr.Ges.)[121]). Hier ist die Rechtslage eindeutig. Schwierig aber wird es dort, wo der Arzt die erforderliche Einwilligung deshalb nicht einholen kann, weil Gefahr im Verzug vorliegt. Es sind hier mehrere Fälle denkbar. Entweder es liegt so, daß der Patient bewußtlos ist, die Operation aber sofort durchgeführt werden muß. Oder es ergibt sich während der mit Einwilligung vorgenommenen Operation ein neuer, ursprünglich nicht voraussehbarer Befund, der eine Änderung oder Erweiterung des Eingriffs erforderlich erscheinen läßt[122]). Endlich ist an den Fall zu denken, daß bei einem nicht einwilligungsfähigen Patienten ein Sorgeberechtigter fehlt, unbekannt oder unerreichbar ist, der Eingriff aber nicht aufgeschoben werden kann[123]).

Im Entwurf 1960 ist diesen Sachlagen in § 162 Abs. II Rechnung getragen. Es heißt dort, daß die Tat nicht als eigenmächtige Heilbehandlung strafbar ist, »wenn damit zu rechnen ist, daß der andere die Einwilligung erteilen würde, diese aber nur bei einem Aufschub der Behandlung eingeholt werden könnte, der ihn in die Gefahr des Todes oder einer schweren Schädigung an Körper oder Gesundheit . . . bringen würde«. Diese Bestimmung ist, wie schon Engisch beanstandet hat, insofern lückenhaft, als sie den Fall nicht behandelt, daß anstelle des Patienten selbst ein Dritter, d. h. ein Sorgeberechtigter, zur Erteilung der Einwilligung berufen ist; dabei kann es sich so verhalten, daß der Arzt das Entscheidungsrecht des Sorgeberechtigten mißachtet, ohne gegen den Willen des Patienten selbst zu handeln[124]).

---

[121]) Vgl. dazu H. Göbbels, Die Duldung ärztlicher Eingriffe als Pflicht, 1950, bes. S. 12ff.; 28ff.; Hahn, Untersuchungen über die rechtliche Natur ärztlicher Eingriffe (Strafrechtl. Abhandl. 247), 1928, S. 66ff.

[122]) Vgl. dazu den Fall BGHSt. 11, 111 (Myomurteil). Der Arzt wollte mit Einwilligung der Patientin eine Gebärmuttergeschwulst beseitigen. Während der Operation ergab sich, daß die Geschwulst mit der Gebärmutter fest verwachsen war. Daraufhin entschloß sich der Arzt zur Exstirpation des gesamten Uterus. Der BGH prüfte den Fall unter dem Gesichtspunkt der fahrlässigen Körperverletzung, da der Arzt es schuldhaft versäumt haben könnte, sich vor der Operation der Einwilligung zu der möglicherweise notwendig werdenden Erweiterung des Eingriffs zu versichern. — Aber wenn man schon Körperverletzung annimmt, handelt es sich dann wirklich um einen Fahrlässigkeitsfall? Siehe dazu Eb. Schmidt, JR 1958, 227, und Niese, a. a. O. S. 381. — Ähnlich lag der Fall RGZ 163, 129: Die Patientin war mit der Entfernung einer Geschwulst an der Brust einverstanden, der Arzt entfernte die ganze Brust.

[123]) Vgl. hierzu BGHZ 29, 33 (37); BGHSt. 12, 379 (382f.).

[124]) Vgl. Engisch, Die rechtliche Beurteilung des ärztl. Eingriffs, a. a. O. S. 57f.; Die rechtliche Bedeutung der ärztl. Operation, a. a. O. S. 1538. Siehe dazu auch schon Heimberger, Festg. f. Frank, Bd. I, 1930, S. 409ff.; Vergl. Darstellung, a. a. O. S. 60ff.

Im übrigen aber ist dem Entwurf darin zuzustimmen, daß das Problem im Sinne der »mutmaßlichen Einwilligung« gelöst wird. Allerdings, werden gegen den Gesichtspunkt der mutmaßlichen Einwilligung, mit dem die Rechtsprechung seit langem arbeitet[125]), von manchen Autoren Bedenken geäußert[126]). Nach Eberhard Schmidt darf der Arzt dort, wo Gefahr im Verzug vorliegt, deshalb von der Einwilligung des Patienten absehen, weil hier die Grundsätze des übergesetzlichen Notstandes Platz greifen[127]). Aber wenn das zuträfe, müßte eigentlich bei jeder vitalen Indikation ein solcher Notstand vorliegen, so daß hier immer von der Einwilligung abgesehen werden dürfte, selbst wenn sie eingeholt werden könnte[128]). Engisch ist der Meinung, daß in den hier fraglichen Fällen nicht der mutmaßliche Wille, sondern das wahre Interesse des Patienten für den Arzt maßgebend sei[129]). Das würde in letzter Konsequenz aber bedeuten, daß der Arzt unter Umständen auch dann operieren darf, wenn er Anlaß hat anzunehmen, daß der Patient, wäre er bei Bewußtsein, entgegen seinem wahren Interesse die Einwilligung versagen würde. Insoweit hätte der Arzt also doch eine Vernunfthoheit über den Patienten. Nun wird in vielen, ja den meisten Fällen dem Arzt gar nichts anderes übrig bleiben, als das objektive Interesse des Patienten auch als dessen mutmaßlichen Willen anzusehen. Aber wenn nachweisbare und stichhaltige Gründe für die Annahme vorliegen, daß der Patient in die dem Arzt geboten erscheinende Behandlung bei voller Kenntnis der Situation nicht einwilligen würde — wobei eine früher einmal in allgemeiner Form geäußerte Ablehnung derartiger Behandlungen nicht unbedingt von Bedeutung ist —, muß sich der Arzt dem beugen. Mit dem Selbstbestimmungsrecht des Kranken ist allein der Gesichtspunkt der mutmaßlichen Einwilligung voll zu vereinbaren. Erfreulicherweise soll das nach einem Beschluß der Länderkommission für die Straf-

---

[125]) Siehe etwa RGSt. 25, 375; 61, 242 (256); RGZ 151, 349 (351).

[126]) So z. B. Kohlrausch, ZStrW 52 (1932), 388; Sauer, GS 113 (1939), 115; Geerds, a. a. O. S. 59; Bockelmann, NJW 1961, 949f.

[127]) Eb. Schmidt, Arzt im Strafrecht, S. 113ff.; bei Ponsold, a. a. O. S. 42f. Ebenso Göppinger, a. a. O. S. 97f., 101. Vgl. auch Schwalm, Grenzen der ärztlichen Aufklärungspflicht, S. 30, 39ff.; MDR 1960, 725. Nach Bockelmann, NJW 1961, 949f., ist entscheidend, daß eine Notstandssituation für den Arzt (nicht für den Patienten) gegeben ist.

[128]) Vgl. dazu Stratenwerth, ZStrW 68 (1956), 44: der Rechtfertigungsgrund der Einwilligung läßt sich nicht auf das Prinzip der Güterabwägung zurückführen.

[129]) Engisch, ZStrW 58 (1939), 45ff.; Die rechtliche Bedeutung der ärztl. Operation, a. a. O. S. 1534ff.; Die rechtliche Beurteilung des ärztl. Eingriffs, a. a. O. S. 52. Vgl. auch Bockelmann, NJW 1961, 949.

rechtsreform im Entwurf jetzt noch deutlicher hervorgehoben werden. Danach soll § 162 Abs. II folgende Fassung erhalten: »Die Tat ist nicht nach Absatz 1 strafbar, wenn die Einwilligung nur bei einem Aufschub der Behandlung eingeholt werden könnte, der den anderen in die Gefahr des Todes oder einer schweren Schädigung an Körper oder Gesundheit . . . brächte, und die Umstände nicht zu der Annahme zwingen, daß der andere die Einwilligung versagen würde.«[130])

Verfehlt ist die Irrtumsregelung des § 162 Abs. III E 1960. Danach soll der Täter, der irrig die Voraussetzungen des Abs. II annimmt, der also glaubt, es läge ein Fall vor, der einen Eingriff ohne Einwilligung gestattet, mit Gefängnis oder Strafhaft bestraft werden, wenn ihm der Irrtum vorzuwerfen ist. Nach herrschender Lehre und Rechtsprechung und auch nach dem grundsätzlichen Standpunkt des Entwurfs ist das kein Verbotsirrtum, sondern ein vorsatzausschließender Tatbestandsirrtum. Allerdings bedeutet das, daß dann bei Vorliegen eines solchen Irrtums nicht gestraft werden kann. Aber das erscheint als ein erwünschtes Ergebnis, da eine Strafbedürftigkeit nicht anerkannt werden kann. Der Absatz III des § 162 ist daher ersatzlos zu streichen[131]).

Nicht geregelt ist im Entwurf der Fall, daß ein Sorgeberechtigter die erforderliche Einwilligung zur ärztlichen Behandlung seines Pfleglings mißbräuchlich verweigert und die hier an sich nach § 1666 BGB erforderliche vormundschaftsgerichtliche Entscheidung wegen der Dringlichkeit der Situation nicht herbeigeführt werden kann. Das Reichsgericht hat in einer solchen Lage den Arzt für verpflichtet erklärt, seine eigene Überzeugung gegen den Willen des Sorgeberechtigten durchzusetzen und den Patienten zu behandeln[132]). Diese Auffassung geht entschieden zu weit[133]). Bei eindeutigem Mißbrauch des Sorgerechts und zweifelsfreier Indikation wird man dem Arzt zwar ein Recht zum Eingriff zugestehen müssen, ohne ihm aber eine Pflicht hierzu aufzuerlegen.

---

[130]) In diesem Sinne auch Erdsiek, a. a. O. S. 809; Schwalm, Grenzen der ärztlichen Aufklärungspflicht, S. 30f.

[131]) Gegen diese Bestimmung auch Geerds, a. a. O. S. 79. Vgl. weiter Engisch, Irrtümer und Fehler des Chirurgen, a. a. O. S. 428ff., insbes. S. 439f.; Schwalm, Grenzen der ärztlichen Aufklärungspflicht, S. 32f.; MDR 1960, 725, und Niese, a. a. O. S. 380ff.

[132]) RGSt 74, 350.

[133]) So auch Engisch, ZAkDR 1941, 129ff.; Die rechtliche Bedeutung der ärztl. Operation, a. a. O. S. 1532; ZStrW 58 (1939), 40ff.; Eb. Schmidt bei Ponsold, a. a. O. S. 41f.; MSchrKrim 33 (1942), 97f. — Siehe aber auch Kahl, a. a. O. S. 366.

VI.

In der Großen Strafrechtskommission ist eingehend die Frage debattiert worden, ob in den Entwurf eine Bestimmung über die ärztliche Aufklärungspflicht aufgenommen werden soll. Die Sachbearbeiter des Bundesjustizministeriums hatten folgenden Gesetzesvorschlag unterbreitet: »(1) Eine nach den Vorschriften dieses Titels erforderliche Einwilligung ist nur wirksam, wenn ihr eine angemessene Aufklärung über den Befund sowie über Art und Tragweite des Eingriffs oder der Behandlung vorausgegangen ist. Die Aufklärung kann unterbleiben, soweit von ihr ein schwerer Gesundheitsschaden für den Betroffenen zu befürchten ist. (2) Ist der Betroffene unfähig, wirksam einzuwilligen, so bedarf es der Einwilligung dessen, dem die Sorge für die Person des Betroffenen zusteht, oder des Pflegers.«[134]) Diese Bestimmung ist jedoch mit großer Mehrheit abgelehnt worden, weil damit eine wirklich brauchbare Richtlinie für die Aufklärungspflicht des Arztes nicht gegeben sei. In der Tat ist ja die vorgeschlagene Formulierung solange nicht praktikabel, als der Begriff der »Angemessenheit der Aufklärung« nicht näher fixiert werden kann. Das aber dürfte kaum möglich sein. Engisch meint zwar, selbst eine schlechte Formel sei hier immer noch besser als gar keine[135]). Indessen sollte man doch wohl besser davon absehen, in ein Gesetz Bestimmungen aufzunehmen, die auf bloße Grundsatzproklamationen hinauslaufen. Mehr wird in der Frage der Aufklärungspflicht aber nicht möglich sein, weil hier allzu vieles von den Umständen des Einzelfalles abhängt. Man kann nur eine Reihe von Richtlinien aufstellen, die aber fast alle Ausnahmen erleiden[136]).

Zur Frage, ob überhaupt aufgeklärt werden muß, ist schon ausgeführt worden, daß selbst bei Gefahr für Gesundheit oder Leben des Patienten allenfalls ein Teil der Aufklärungspflicht entfällt. Daß der Arzt von der Aufklärung gänzlich absehen darf, ist nur dann der Fall,

[134]) Ndschr., 7. Bd., S. 360.

[135]) So bei einem Rundfunkgespräch im Bayrischen Rundfunk am 26. 4. 1960. Ich beziehe mich hier auf Niese, a. a. O. S. 371. Siehe auch Engisch, Die rechtliche Beurteilung des ärztl. Eingriffs, a. a. O. S. 67. Andererseits aber auch Schwalm, Grenzen der ärztlichen Aufklärungspflicht, S. 42ff., sowie Ndschr., 7. Bd., S. 216, und Begründung zum E 1960, S. 275.

[136]) Vgl. auch die von Schwalm aufgestellten »16 Thesen zur Einwilligung in Heilbehandlungen und zur ärztlichen Aufklärungspflicht«, im Bayr. Ärzteblatt 1960, 150; abgedruckt auch bei Niese, a. a. O. S. 373ff. — Zur ärztlichen Aufklärungspflicht siehe außer den schon Genannten noch Perret, Arzthaftpflicht, 1956, S. 10ff.; Liertz-Pfaffrath, Handbuch des Arztrechts, 1938, S. 191ff.; Burmeister, Die Haftpflicht des Arztes und der Krankenanstalt im Spiegel der Rechtsprechung, 1957, S. 18ff.

wenn der Patient bereits völlig im Bilde ist[137]) oder wenn er ausdrücklich oder konkludent auf die Aufklärung verzichtet hat, wobei aber ein Verzicht nicht ohne weiteres schon darin zu sehen ist, daß sich der Patient dem Arzt zur Behandlung seines Leidens anvertraut hat[138]). Oft wird der Verzicht auch dahin zu verstehen sein, daß nur über bestimmte Punkte, insbesondere über den Befund oder über bestimmte Behandlungsarten, nicht aufgeklärt zu werden braucht. Es kommt hier entscheidend auf das zwischen Arzt und Patient bestehende Vertrauensverhältnis an, wobei aber zu bedenken ist, daß ein echtes Vertrauensverhältnis in den allermeisten Fällen gerade die Aufklärung des Patienten zur Voraussetzung hat.

Wesentlich differenzierter als die Frage nach dem Ob der Aufklärung ist die nach dem Wie und dem Wieweit. Im Grundsatz ist richtig, was Hellmuth Mayer sagt, daß nämlich der Arzt den Kranken soweit aufzuklären hat, daß dieser zu einer sachgemäßen Entscheidung imstande ist[139]). Die Aufklärung dient der Ermöglichung einer rechtswirksamen Einwilligung des Patienten, sie muß also dahin führen, daß sich der Patient zutreffende, d. h. in den wesentlichen Punkten irrtumsfreie, Vorstellungen über die Bedeutung und die Tragweite des geplanten Eingriffs machen kann. Der von manchen Ärzten erhobene Einwand, daß eine derartige Aufklärung gar nicht möglich sei, weil der medizinisch ungebildete Patient sich niemals richtige Vorstellungen von den Dingen machen könne[140]), geht an der Sache vorbei. Es kommt nicht darauf an, daß dem Kranken ein Kolleg über medizinische Zusammenhänge und Probleme gehalten wird[141]), es ist ihm vielmehr klarzumachen, in welchem Zustand er sich befindet und welche Aussichten und Risiken ihm eine bestimmte Behandlung eröffnet. Das kann auch bei einem medizinischen Laien geschehen. Dabei hängt selbstverständlich die Art und Weise der Aufklärung immer auch sehr maßgeblich von der Persönlichkeit des Patienten ab, von seinem Alter, seinem Bildungsgrad und insbesondere auch von seiner körperlichen und seelischen Verfassung[142]).

---

[137]) BGH, NJW 1956, 1106f.; Schwalm, Grenzen der ärztlichen Aufklärungspflicht, S. 28; MDR 1960, 725.

[138]) Vgl. BGHZ 29, 46 (54); Eb. Schmidt, Arzt im Strafrecht, S. 105f.; Hanebeck, a. a. O. S. 1039; Schwalm, Grenzen der ärztlichen Aufklärungspflicht, S. 28, 38f.; MDR 1960, 725; Bockelmann, NJW 1961, 948.

[139]) H. Mayer, a. a. O. S. 171. Ebenso Grünwald, a. a. O. S. 10f.

[140]) Vgl. Göppinger, a. a. O. S. 73; Neidhardt, a. a. O. S. 1098; Scheicher, a. a. O. S. 1738, 1743; Roemer, JZ 1960, 138.

[141]) So mit Recht Schwalm, MDR 1960, 724; Grenzen der ärztlichen Aufklärungspflicht, S. 26.

[142]) Vgl. Eb. Schmidt, Arzt im Strafrecht, S. 103f.; bei Ponsold, a. a. O. S. 39f.; Engisch, Die rechtliche Bedeutung der ärztlichen Operation, a. a. O.

Eine weitere Frage ist, worüber überhaupt aufgeklärt werden muß. Selbstverständlich muß dem Patienten immer gesagt werden, was mit ihm überhaupt geschehen soll, d. h. die Art der in Aussicht genommenen Behandlung ist ihm in jedem Falle mitzuteilen[143]). Sodann besteht eine Aufklärungspflicht bezüglich des Behandlungsrisikos, sofern es sich dabei um Gefahren handelt, mit denen unter den obwaltenden konkreten Umständen gerechnet werden muß. Wann eine solche Gefahr vorliegt, läßt sich schwer in einer Formel ausdrücken. Sicher ist, daß nicht jeder denkmöglichen Gefahr Erwähnung getan werden muß; auch ist es nicht die Aufgabe des Arztes, auf solche Gefahren aufmerksam zu machen, deren Abwendung nach dem gegenwärtigen Stand der medizinischen Wissenschaft ohne Schwierigkeiten möglich ist[144]). Gewöhnlich wird gesagt, daß eine Aufklärungspflicht nur in bezug auf die typischen Gefahren besteht, oder negativ formuliert, daß über atypische Gefahren nicht aufgeklärt zu werden braucht[145]). Das ist cum grano salis richtig. Aber Göppinger macht mit Recht darauf aufmerksam, daß es unter Umständen auch geboten sein kann, den Patienten über atypische Gefahren zu informieren[146]). Das wird man besonders dann annehmen müssen, wenn der Patient vor eine echte Alternative gestellt ist, z. B. vor die Wahl, entweder ein verkrüppeltes Glied amputieren zu lassen oder auf die Amputation

S. 1529f.; Göppinger, a. a. O. S. 67, 73; Friedrich, a. a. O. S. 330, 380, 385; BGHZ 29, 176 (183f.); RGSt. 66, 181 (183).

[143]) Siehe BGHZ 29, 176 (180); Bockelmann, NJW 1961, 947; Friedrich, a. a. O. S. 329, 380; Engisch, Die rechtliche Bedeutung der ärztlichen Operation, a. a. O. S. 1528ff.; Bohne, ZStrW 69 (1957), 136; Grünwald, a. a. O. S. 12.

[144]) Dazu insbes. Eb. Schmidt, Arzt im Strafrecht, S. 99ff.; bei Ponsold, a. a. O. S. 38f.; Schwalm, Grenzen der ärztlichen Aufklärungspflicht, S. 23; Bockelmann, NJW 1961, 947; BGH Z 29, 46 (58); RG, DR 1940, 684. Sodann auch Engisch, Die rechtliche Bedeutung der ärztlichen Operation, a. a. O. S. 1528; Friedrich, a. a. O. S. 380ff.; Erdsiek, a. a. O. S. 808; Grünwald, a. a. O. S. 14f.; Göppinger, a. a. O. S. 58f.

[145]) So etwa BGH, NJW 1956, 1106; BGH Z 29, 46 (57f.); BGH Z 29, 176 (181f.); BGH Z 29, 33; BGH, Vers R. 1956, 479; OLG Stuttgart, NJW 1958, 262; Schwalm, Grenzen der ärztlichen Aufklärungspflicht, S. 23ff.; MDR 1960, 724; Eb. Schmidt, Arzt im Strafrecht, S. 101ff.; bei Ponsold, a. a. O. S. 39f.; Hanebeck, a. a. O. S. 1039, Kohlhaas bei Kuhns, a. a. O. S. 148; Friedrich, a. a. O. S. 381; Erdsiek, a. a. O. S. 808; Ohm, a. a. O. S. 3. Kritisch Grünwald, a. a. O. S. 12ff.

[146]) Göppinger, a. a. O. S. 60ff. Siehe auch Eb. Schmidt bei Ponsold, a. a. O. S. 40, und Schwalm, Grenzen der ärztlichen Aufklärungspflicht, S. 25f. — Andererseits gibt es u. U. Fälle, in denen auch über typische Gefahren nicht aufgeklärt zu werden braucht; siehe Schwalm, a. a. O. S. 25: Gedanken, der relativen Unerheblichkeit der typischen Gefahr oder Folge der Heilbehandlung zum Heilzweck.

zu verzichten[147]). Eine Aufklärung auch über atypische Gefahren wird ferner dann erfolgen müssen, wenn der Patient ganz bestimmte und präzise Fragen an den Arzt stellt. Andererseits aber löst auch nicht jedes ausdrückliche Verlangen nach Information besonders weitgehende Aufklärungspflichten aus, denn oft ist es so, daß der Patient nur das zu hören wünscht, was seiner Beruhigung dienlich ist[148]). Der Bundesgerichtshof hat im 2. Elektroschockurteil die Formel geprägt, daß eine Aufklärung dann nicht erforderlich sei, »wenn Schäden nur in äußerst seltenen Fällen auftreten und anzunehmen ist, daß sie bei einem verständigen Patienten für seinen Entschluß, in die Behandlung einzuwilligen, nicht ernsthaft ins Gewicht fallen«[149]). Das ist an sich eine sinnvolle Regel, aber sie ist dennoch nicht unbedenklich, weil ja doch der Arzt nur allzu leicht geneigt sein könnte, die Auffassung eines »verständigen Patienten« mit seiner eigenen zu identifizieren. Nicht unproblematisch ist auch der häufig ausgesprochene Grundsatz, daß der Umfang der Aufklärungspflicht im reziproken Verhältnis zur Schwere der Krankheit, zur Erforderlichkeit des Eingriffs und zu dem zu erwartenden Heilerfolg stehe[150]). Sicher ist richtig, daß bei nicht notwendigen Operationen, insbesondere also z. B. bei kosmetischen Operationen, die Aufklärungspflicht besonders weit geht[151]). Aber kann man sagen, daß der Umfang der gebotenen Aufklärung mit der Dringlichkeit des Eingriffs abnehme,

---

[147]) Siehe Bockelmann, NJW 1961, 948.

[148]) Vgl. Göppinger, a. a. O. S. 67f., 70; Friedrich, a. a. O. S. 382, 384; König-Köstlin, Haftpflicht des Arztes, 1937, S. 36; Goldhahn-Hartmann, a. a. O. S. 34f., 38; Herold, a. a. O. S. 219; Bohne, a. a. O. S. 135f. — Nach Ehrhardt, a. a. O. S. 138, soll grundsätzlich keine Erweiterung der Aufklärungspflicht eintreten, wenn ein psychisch Kranker ausdrücklich nach Gefahren fragt.

[149]) BGHZ 29, 46; ebenso BGHZ 29, 176 (182). Siehe dazu insbes. Grünwald, a. a. O. S. 13ff., 16 .Vgl. ferner Göppinger, a. a. O. S. 60, 66; Schwalm, Grenzen der ärztlichen Aufklärungspflicht, S. 23f.; MDR 1960, 724.

[150]) So z. B. Göppinger, a. a. O. S. 72f.; Eb. Schmidt bei Ponsold, a. a. O. S. 39; Scheicher, a. a. O. S. 1738ff.; Goldhahn-Hartmann, a. a. O. S. 49; Engisch, Die rechtliche Bedeutung der ärztlichen Operation, a. a. O. S. 1529; Kohlhaas bei Kuhns, a. a. O. S. 148; Bockelmann, NJW 1961, 948. Siehe auch BGH St 12, 379 (382, 384) und BGH VersR 1956, 449.

[151]) Das ist wohl einhellig anerkannt. Vgl. z. B. Eb. Schmidt, Arzt im Strafrecht, S. 103; bei Ponsold, a. a. O. S. 44; Göppinger, a. a. O. S. 67, 73; König-Köstlin, a. a. O. S. 40ff.; Goldhahn-Hartmann, a. a. O. S. 34, 49; Friedrich, a. a. O. S. 381f.; Engisch, Die rechtliche Bedeutung der ärztlichen Operation, a. a. O. S. 1529f.; Steindorff, a. a. O. S. 140; Erdsiek, a. a. O. S. 808; Herold, a. a. O. S. 219; Bockelmann, NJW 1961, 948; Niese, a. a. .O S. 380. Aus der Rechtsprechung: BGHSt. 12, 379 (382f.); BGH, VersR, 1956, 406; OLG Naumburg, JW 1932, 3369.

bei vitaler Indikation also grundsätzlich am kleinsten sei? Das auch nur für die Regel der Fälle anzunehmen, erscheint schon bedenklich. Letzten Endes kommt es auch diesbezüglich entscheidend auf die Umstände des Einzelfalles an. Insbesondere wird immer auch eine Rolle spielen, mit welcher Sicherheit die Diagnose gestellt werden kann. Ist eine einwandfreie Diagnose nicht möglich oder läßt sie sich erst durch einen Eingriff ermitteln, so hat das zur Folge, daß der Patient besonders sorgfältig aufzuklären ist[152]).

Grundsätzlich ist auch eine Aufklärungspflicht in bezug auf den Befund als solchen anzuerkennen, weil dem Patienten in aller Regel nur dann eine sachgemäße Entscheidung möglich sein wird, wenn er auch weiß, was ihm fehlt[153]). Allerdings mag es oft schon hinreichen, wenn er nur einigermaßen zutreffend über die Schwere seines Leidens informiert ist, ohne die richtige Diagnose zu kennen. Die Diagnose jedenfalls ist das, was der Arzt dem Patienten noch am ehesten vorenthalten darf[154]).

Bedenkt man alle diese hier nur in großen Zügen behandelten Gesichtspunkte, die die Aufklärungspflicht im konkreten Falle bestimmen, so erkennt man, daß es unmöglich ist, diese Fragen gesetzlich zu regeln. Allenfalls könnte im Gesetz eine Grundsatzproklamation aufgestellt werden. Die entscheidenden Probleme wären aber auch dann durch die Gerichte und die Rechtswissenschaft zu bewältigen, die ihrerseits auf die sachkundige Hilfe der Ärzte nicht verzichten können.

---

[152]) Siehe Eb. Schmidt, Arzt im Strafrecht, S. 106f.; bei Ponsold, a. a. O. S. 41; auch Ndschr., 7. Bd., S. 190; Sodann Kohlhaas bei Kunhs. a. a. O. S. 148f.; Ohm, a. a. O. S. 4; Engisch, Die rechtliche Bedeutung der ärztlichen Operation, a. a. O. S. 1528; OLG Stuttgart, NJW 1958, 262.

[153]) Lehrreich in dieser Hinsicht das Urteil RGSt. 66, 181.

[154]) Mit der hier vertretenen Auffassung im wesentlichen übereinstimmend: Eb. Schmidt, Arzt im Strafrecht, S. 105ff.; bei Ponsold, a. a. O. S. 40f.; Engisch, Die rechtliche Bedeutung der ärztlichen Operation, S. 1527f.; Bockelmann, NJW 1961, 948; Göppinger, a. a. O. S. 71. Vgl. auch BGH, NJW 1956, 1106; BGHZ 29, 176. — A. A. Grünwald, a. a. O. S. 18ff., der eine Rechtspflicht zur Aufklärung über den Befund grundsätzlich verneint. Gegen ihn mit Recht Schwalm, Grenzen der ärztlichen Aufklärungspflicht, S. 25, 38.

FSC
www.fsc.org
MIX
Papier | Fördert gute Waldnutzung
FSC® C083411

Zeitfracht Medien GmbH
Ferdinand-Jühlke-Straße 7
99095 Erfurt, Deutschland
produktsicherheit@kolibri360.de